山西省重点研发计划项目（编号：201803D31208）

民国全国秘验方选编

审查征集验方

第五集

［民国］中医改进研究会　印行

刘洋　主编

学苑出版社

图书在版编目（CIP）数据

审查征集验方．第五集／中医改进研究会编；刘洋主编．—北京：学苑出版社，2020.11

（民国全国秘验方选编）

ISBN 978-7-5077-6046-0

Ⅰ．①审… Ⅱ．①中… ②刘… Ⅲ．①验方-汇编-中国-民国 Ⅳ．①R289.5

中国版本图书馆 CIP 数据核字（2020）第 193723 号

责任编辑：黄小龙
出版发行：学苑出版社
社　　址：北京市丰台区南方庄 2 号院 1 号楼
邮政编码：100079
网　　址：www.book001.com
电子邮箱：xueyuanpress@163.com
销售电话：010-67601101（销售部）、010-67603091（总编室）
印　刷　厂：北京兰星球彩色印刷有限公司
开本尺寸：880mm×1230mm　1/32
印　　张：11
字　　数：255 千字
版　　次：2020 年 11 月第 1 版
印　　次：2020 年 11 月第 1 次印刷
定　　价：58.00 元

主编简介

刘洋,男,山西繁峙人,医学学士、卫生管理硕士、理学博士,主任医师,教授。山西省政协第十届、第十一届委员,山西省青年联合会第九届、第十届常委。中国青年科技工作者协会理事,山西省政协智库专家,山西省高级人民法院特约调解员。

研究方向:近现代医学史、卫生事业管理、科技哲学。先后承担省部级科研课题8项,出版论著9部,在核心期刊发表文章90余篇。

主编 E-mail:liuyang3580188@126.com

序 一

　　方书通常是指记述中医临床如何应用方剂的专著。千百年来，此类书籍颇多，但是中医界有句令人感叹名言曰："千方易得，一效难求。"意思是说真正在临床上，行之有效的方子，难得也！山西中医药大学图文信息中心刘洋主任，出于对工作的担当，对中医药文献书刊多有搜求，精勤不倦。近年来收集到民国《审查征集验方》六册。考该套书是当年山西"中医改进研究会"征集所得医方，整理订正审理后之方集。最后几集付梓之时，抗战爆发；煌煌巨著，散落民间；兵荒马乱，无人仰及。刘君搜得，整理复原。庚子年春节前嘱我一阅，并言为序。观是书收载之方剂，门类繁多，各科咸备，有民间的小验方，也有数十味的大方，所用药物大多为常见中药。各验方后附"审查意见"，较为独特，相当细致。以山西名方"龟龄集"条目为例，"审查意见"曰，"此方系在文水所征，因炮制未详，复调查于太谷。详加对正，始知药品微有出入，惟炮制法此略而彼详。今订正于左"云云。我将是方的内容，与20世纪60年代山西省卫生厅核定的《山西省中药成方选辑》相应内容对校，大体一致。其他一些民间验方等，如"治疗多年烂腿症方"："用陈石灰一钱，红升丹一分，研末外敷。"据我所知，这就是民间治疗"臁疮"很有效的一个验方。其他再如硫黄治疗疥疮等方子，也都是传统的、有效的验方。这套书的价值可见一斑。

  吾意以为，对在民间散存的一些验方、偏方和所谓的秘方，似不必专为寻求奇方妙药，正如荒野之中或有几枝奇葩可供采摘。也不宜用现代的观点，去苛求前人的认识或理论。用药用方，只要实用或有参考价值就可以了，因为这些方书是当时当地实际情况的忠实记录，是真实医疗状况的反映。

  书藏古今也，这就是历史。是为序。

国医大师 山西中医药大学教授 王世民

庚子年正月

序 二

中医药自神农尝百草发端，绵亘至今，已历数千年。无数先贤不断探索，筚路蓝缕，方有几几之获。诚如《内经》《伤寒》，提纲而挈领，知常以达变，作为经典启迪无数后学。然"治病三日，乃知天下无方可用"之窘境，古来有矣。加之日月更迭，沧海桑田，流传后世的中医验方，屡屡真伪混杂，谬误甚多。纵经方、验方汗牛充栋，依然令人感叹千方易得，一效难求。

幸有民国《审查征集验方》，是为近代中国首部官版验方汇编。其所载验方来自全国各地，更经中医改进研究会权威专家审查校验，不仅来源地域广阔，更具较高之可参度；所载方论，涉猎古今，中西贯通，有益临床。

当年《审查征集验方》付梓之日，恰遇战火，巨著散失，令人深憾。可幸刘洋等学者精勤不倦，挖掘整理，使该巨著百年之后重现于世。该书的再次出版，寄托了吾辈对传承中医药的恳切初衷，承载了先贤济世救民的殷殷期望，与众医学方书可谓一脉相承，殊途同归。

诚然，囿于当时环境所限，《审查征集验方》亦存些许不实之谬，读者须去芜存菁，择其善者而从之。书中多有奇方妙用，希众同人究其因，查其道，明其理，方便临床及科研。

首届全国名中医、山西省中医医院原院长　王晞星

己亥年立春

序 三

欣闻《审查征集验方》即将付梓，不禁感慨良多。此书初具规模之际，恰逢抗战爆发，济世佳作难得广为传播，洋洋巨牍却在战火中尘封。如今，幸得吾辈拾遗拂尘，修葺刊印，浩浩百余万言，实属山西中医传承一盛举，也是中医药事业发展一喜事。

中医自诞生以来，一直嘉惠于世，上疗君亲之疾，下救贫贱之厄。在数千年的传承中，从金瓦红墙，到茅庐草荠，无不重视经方验方的收集整理。一大批效验良方因其低廉的成本和神奇的功效在民间广为流传。近代西医东渐，中医的生存受到极大的冲击和挑战，民间的经方验方也面临亡佚的风险。1929年到1937年间，以山西中医改进研究会为主体的中医界有识之士，通过行政手段，投入大量资金，在全国范围内征集得到大量祖传秘方、名家效验良方，并通过规范严谨的审查程序，逐个对验方评判，给出审查结论，然后编辑出版的《审查征集验方》六册，为中医药留下了宝贵遗产。惜完整出版之际，适逢抗日战争全面爆发，中医改进研究会解散，刊行推广工作戛然而止，迄今学界鲜有人忆及与研究。

编者在挖掘整理该书之始，曾执稿询于余。嘱其整理、校对、修订宜尽力保留原著体例、风格、特色，并去伪存真，以便后来学者研精致思，探微索隐。

习近平总书记指出："中医药学是中国古代科学的瑰宝，也是打开中华文明宝库的钥匙。"新时代，弘扬中医药学恰逢其时。吾辈当怀为往圣继绝学、为万世开太平之志，勤求古训，博采众方，为中医药事业的传承发展勠力前行。

山西中医药大学校长　刘星

2019 年 12 月

前　言

近代伊始，民族文化虚无主义者掀起了一股否定中医、废止中医的思潮，并且影响和左右了北洋政府与国民政府的卫生政策。各地"抑中扬西"的态势与日俱增，中医的话语权和生存空间被极度压缩。但与全国形势截然相反，偏居内陆的山西统治者阎锡山特立独行，1919年成立了以"改进中医及药学使能成为一高等有统系之学术"①为宗旨的第一个官办中医社团——中医改进研究会，阎锡山坚信"中医如能由虚而证诸实，必能兴。将来之西医由实而参诸虚，两相接近，此亦不可不注意研究者也"，中西医互相结合对双方均有益处，认为"中外医理或有互相发明沟通融合之日"。②

1929年至1937年，在山西省政府的鼎力支持下，中医改进研究会在全国范围征集中医秘方、验方。由于建立了合理的奖励制度和规范的征集办法，征集到的民间验方"成帙颇巨"。中医改进研究会又组织中医界耆老名宿按照"贱便

---

① 凡例［J］. 医学杂志，1921（1）：4-5.
② 阎锡山. 会长山西督军兼省长第一次开会演说［J］. 医学杂志，1921（1）：18-21.

验"和"中西参衷"的原则,对所获验方严格审核,逐一给出审查意见。最终陆续编辑出版《审查征集验方》6集,收录验方6000余首,其中不乏民间祖传秘方,以及名家的效验良方,内容丰富,具有方便、安全、适用的特点。《审查征集验方》的出版,开近代由官方征集和整理验方之先河。随着这套验方集的陆续出版,中医界对验方的重视迅速增加。1934年,中央国医馆在何应钦的建议下,编辑出版了《验方新篇》①。1935年,叶橘泉、丁忠英等50余位中医在杭州发起单方实验研究社②。惜《审查征集验方》完整出版之际,适逢抗战全面爆发,对之关注和研究还少见于学界。

民国《审查征集验方》,在征集、审查、编辑多个环节,从人员、制度、方法、原则等各方面进行了科学合理的安排,具有独特的优势和独到的价值。

第一,建立征集验方的制度,成立征集验方的队伍。

1929年,阎锡山命令山西省政府村政处全体"村政实察员",担任"验方调查员",在下乡之际,从民间收集、征集验方。一时间,村政处搜集到的验方很多,但"惟其雷同者,实居多数"。分析原因,一是各"村政实察员"缺乏专业基础,无法辨别,良莠掺杂;二是民间验方本属家传保密之方,许多人还想赖此牟利,不肯轻易示人。针对以上原因,为提高征集的专业性,研究会和省政府磋商,对征集措施进行了

---

① 制定编审委员会先行审定验方新篇[J]. 光华医学杂志, 1934, 1 (12): 50.

② 国药单方实验研究社简章草案[J]. 现代医药月刊, 1935, 2 (4): 29-30.

调整。1933年开始,省政府特发公函,委派中医改进研究会干事张玠、范国义、单生文、相作良等担任"专员",亲自到乡间农村征集验方。阎锡山要求各县、区、村长,"或为访察,或为介绍,或为引导",以利于调查开展[①]。

第二,健全征集验方的制度,提高民间献方的积极性。

一方面,山西省政府让各县、区、村长宣传征集整理验方"发扬光大、济世活人"的意义;另一方面,由研究会制订了《审查征集验方规则》,建立奖励制度,给予献方者名誉或物质奖励。对于经审查合格的验方,根据"该方用意之巧拙,功效之迟速",每方分别予以六等次的奖金。对不愿受现金报酬的献方者,也可以体现献方者著作名誉。第三、四集由于"其征集之方法与代价,迥不相同也",所以"概述之资材,纯属珍拾于民间",时逸人评价"比之坊间所售医方,固不可同日而语"。研究会在山西民间征集的同时,还通过《医学杂志》等刊物,在全国范围内号召主动向研究会投稿提供验方。许多近代中医名家如周小农、张锡纯、沈仲圭、陈莲峰、张沛南、傅仙坊等,都踊跃提供自己认可或试验有效的验方。

第三,建立科学的审查制度,对搜集到的验方进行审核。

时逸人,江苏无锡人,近代中医科学化代表人物之一,1928年在上海创设江左国医讲习所,1929年8月开始,先后被聘为中医改进研究会理事、常务理事(主持研究会日常

---

① 阎锡山. 阎会长征集验方函[J]. 医学杂志, 1936 (88): 2.

事务)。作为《审查征集验方》的审查和编撰主要负责人，时逸人为验方的审查进行了周密的制度设计。研究会制订了《审查验方办法》和《审定验方程式》，规定了审查的组织机构和人员分工，明确了审查的标准和原则，细化了审查的形式和流程。严密规范的制度，保证了审查结论的科学、统一。研究会成立了以时逸人为首，全体理事组成的征集验方审查委员会，陈宾卿、梁子和、米翰卿、薛复初、赵子忠、刘荫棠、阴庆元、刘伯翁一同负责初审；时逸人、田尔康负责修订工作。

第四，坚持"贱便验"的指导原则，保证所选验方的质量。

中医改进研究会确定，验方的适用对象"一是供家庭自疗之用；二是为仓促无医、亦无力延医者，检方自疗之备"①。时逸人认为，"验方之辑，以'贱便验'为主体"。因为"'贱'则价值甚廉，一般人易于购买；'便'则普通应用之物，俯拾即得；'应验'一层，尤关紧要，苟不足以资应用，则尘饭土羹，何裨实际？"他又举例："假使有一良方，而不便不贱，微论价值昂贵，非普通人之力所能办；若为世间稀有之物，虽出重价，亦有不易得者；即有之，亦不过作博物院中陈列品而已，又何贵乎有此方哉？"所以，审查委员会对"合于上列三项之条件，方足以名为'验方'"，"尚缺其一，则无足取"②，将"贱便验"这个既简单又苛

---

① 时逸人. 审查征集验方第六集序[M].//中医改进研究会. 审查征集验方（第六集），太原：山西中医改进研究会, 1937: 2.
② 时逸人. 审查征集验方第二集序[J]. 医学杂志 1936（88）：4-6.

刻的条件视为准则，在验方的收录过程中一以贯之。

第五，《审查征集验方》重视症候的描述，方便读者对照使用。

时逸人认为："中医之特长，在经验之独得；经验之表现，基于方药之成立；药之应用，以症候为准则。"① 所以，较以往验方简单罗列中药处方不同，《审查征集验方》特别重视症候的描述，和医药常识的宣贯。在各门之前，先将该病的症候，进行整体论述。在具体方药之下，又标以"审查意见"，针对症候相应发挥，对病理、症候尽量采取浅显易懂的方式说明，希望让使用者了解"有某证可用，现某证则不可用"，方便读者按图索骥，对照使用。在某种程度上，《验方》不失为一部中药"基本药物"集的雏形。

第六，编辑过程秉承了中西参衷和与时俱进的精神。

中医改进研究会秉持"参证西医科学""阐发中医真理"的研究态度。②《审查征集验方》6集的编纂，时间跨度达8年之久，目录中分科体例逐渐演变，反映出编辑者参照西医进行中医分科设置的思想变化过程。同时，在《验方》的很多方面，都体现出"参证西医"的态度。一是采用了许多西医疾病名称。二是在阐述疾病机理时直接借鉴了一部分西医明显较中医表述清晰、合理的观点。三是在审查分析的结论中，也有许多采取西医的说法。四是在补充治疗中，采

---

① 时逸人.审查征集验方第六集序[M].//中医改进研究会.审查征集验方（第六集），太原：山西中医改进研究会，1937：2.
② 刘洋，张培富.近代中医科学建制化之嚆矢[J].科学技术哲学研究.2016，33（3）：96-99.

取了中西兼采的措施。这些一方面体现了中医改进研究会对西医兼容并蓄的开放心态，另一方面也有利于编撰者能够以更广阔的视野剖析验方的科学性。

第七，审查结论科学合理，便于使用。

《验方》根据方药的疗效、安全、合理性，将"审查结论"划分为四个层次：对于赞成的表述为"有效""可用""可资应用""能用"四种；对于可以试用的表述为"可以试验""尚待试用""或可见效"三种；对于持怀疑态度的有"尚待研究""存待试""是否有效，存待试""存疑待考"四种表述；对于完全否定的则有"殊属不妥""属谬误""不可"三种表述。这样，就将组成、效力各异的验方赋值分阶，便于患者根据情况选择使用。

由于《验方》的使用对象，主要是无医学常识者，安全可靠是审查阶段把握的重要原则，研究会特别注重方药的适应证、禁忌证与副作用的考量和注释。《验方》要求，所列方"虽不中病，绝不致延误"。除了在征集阶段要求详细记录"副作用"和"禁忌"两项内容外，在"审查意见"中，还对应注明："某证可用，即适应证；不可用，即禁忌证。"最后，为了确保安全，还要求"无医学常识之检方者，务照'审查意见'下所述是否符合，不可漫用"①。较其他方书不同，中肯严谨的审查结论，利于指导检方者使用，又尽可能减少验方的不良使用后果。

历来中医界视中医单方、民间验方甚至偏方为铃医、游

---

① 时逸人. 审查征集验方第六集序［M］.//中医改进研究会. 审查征集验方（第六集），太原：山西中医改进研究会，1937：2.

医谋生的手段，对其整理和研究都不太重视。近代山西另辟蹊径，通过行政途径进行人员组织，投入巨大资金，建立灵活的献方奖励制度和规范的征集办法，收集到大量确有疗效的民间验方、秘方。又从人员、制度、方法、原则等方面对审查工作合理安排，同时，"贱便验"和参照西医的原则，保证了验方整理和编撰的科学、严谨、实用，使这个传统中医的"下里巴人"焕发出应有的光芒。屠呦呦从《肘后备急方》中得到青蒿素提取灵感的故事，启示着当今的人们，对《审查征集验方》进行继续深入的挖掘和研究的意义。

  编者有感于此，多方收罗，集齐全集《审查征集验方》，并经反复整理校对，付梓于世。在整理过程中，为方便现代读者的阅读习惯，将全部验方的分科、格式进行了统一，不合语义的字句进行了增删。同时为了最大限度地保留文献原貌，原书中《阎会长序》等文前文后内容照原样录排。

刘洋
2019 年春于并州

重编说明

1. 第一集以民国二十六年一月再版本为底本，以民国二十一年内部版为对校本，以民国二十二年九月初版为参校本。

第二集以民国二十五年六月再版本为底本，以民国二十三年二月初版为对校本。

第三集以民国二十四年二月初版为底本。

第四集以民国二十四年十月初版为底本。

第五集以民国二十五年五月初版为底本。

第六集以民国二十六年初版为底本。

2. 因时代局限，印刷原因，原书文字错误、缺失较多，本次编辑在收罗流失在国内民间及日本的两个版本10种原书的基础上，对相关内容进行了查遗补缺，对部分错误的观点、内容也进行了修改。

3. 由于原书整理出版的8年历程，恰逢"中西医汇通"阶段，疾病的分科也体现出中西医不断交融共冶的趋势。本书基本沿用原版目录进行分科，也给读者展示这样一个发展进程。第一集的分科体例按照传统中医，或症候分科，分为"中风门""胸腹门""外科""皮肤科""急救门""黄疸门""妇科""儿科""血症门""存疑类""感证"等14门。第二集分科体例有所调整，开始吸收了西医分科的方式，包括"调经""损伤""救急""花柳""耳鼻口齿喉咽""精神病""血症""肺病""感冒"等共26门。第三集开始，建立起规范的分科体例。总体上按照"内科""妇科""产科""小儿科""外科""皮肤科""花柳科""眼科""口齿科""耳鼻咽喉科""急救篇""杂集""补遗"分13科，在"内科"条目下，又按照西医疾病体系分为"呼吸器病""消化器病""神经系病"等10类。

4. 原书方药之下，标以"审查意见"，专在症候上发挥，有某证可用，现某证则不可用。根据方药的疗效、安全、合理性，"审查意见"划分为四个层次：对于赞成的表述为"有效""可用""可资应用""能用"四种；对于可以试用的表述为"可以试验""尚待试用""或可见效"三种；对于持怀疑态度的有"尚待研究""存待试""是否有效，存待试""存疑待考"四种表述；对于完全否定的则有"殊属不妥""属谬误""不可"三种表述，便于患者根据情况选择使用。有些验方缺审查意见，本次重编不做增补。

5. 本次重新编印，为符合现代人阅读习惯，在每方之下增加了"组成""用法"标题。由于原书是竖版，其中"上列于右""下列于左"等表述，改为"以上""以下"等表述。并将原书中的"按语""按"酌情修删。

6. 原书中部分验方后，注明了献方人姓名。本次重编，在该方之后，用括号标识。

7. 书中"钱二分""钱半""各两"等，意为该药分量为"一钱二分""一钱半""各一两"。

目 录

审查征集验方第五集序 ··· 1
一、内科 ··· 3
　（一）传染病 ··· 3
　　1. 猩红热 ··· 3
　　　（1）猩红热第一方 ································· 3
　　　（2）猩红热第二方 ································· 3
　　　（3）猩红热第三方 ································· 3
　　　（4）猩红热第四方 ································· 4
　　2. 百日咳 ··· 4
　　　（1）小儿百咳丹 ···································· 4
　　3. 大头瘟（西名丹毒） ······························ 4
　　　（1）清热消毒饮 ···································· 4
　　　（2）大头瘟第二方 ································· 4
　　　（3）解瘟消毒汤 ···································· 5
　　　（4）化毒丹 ··· 5
　　　（5）大头瘟第五方 ································· 5
　　　（6）大头瘟第六方 ································· 5
　　　（7）大头瘟第七方 ································· 6
　　4. 霍乱 ·· 6

(1) 瘟疫普济丸 …………………………………… 6
(2) 阴寒霍乱神效汤 ……………………………… 6
(3) 霍乱第三方 …………………………………… 7
(4) 霍乱第四方 …………………………………… 7
(5) 十滴水 ………………………………………… 7
(6) 霍乱第六方 …………………………………… 8
(7) 经验至宝丹 …………………………………… 8
(8) 保生慈航丹 …………………………………… 8
(9) 神香散 ………………………………………… 9
(10) 霍乱第十方 …………………………………… 9
(11) 霍乱第十一方 ………………………………… 9
(12) 霍乱第十二方 ………………………………… 9

5. 白喉 ……………………………………………… 10
(1) 自制噙化二妙膏 ……………………………… 10
(2) 白喉第二方 …………………………………… 10
(3) 白喉第三方 …………………………………… 10
(4) 白喉第四方 …………………………………… 11
(5) 白喉第五方 …………………………………… 11
(6) 白喉第六方 …………………………………… 11

6. 痧症 ……………………………………………… 12
(1) 痧疫回春丹 …………………………………… 12
(2) 神效救疫丹 …………………………………… 12
(3) 救急丹 ………………………………………… 13
(4) 痧症第四方 …………………………………… 13
(5) 神应普济丹 …………………………………… 13

（6）塘西痧药	……………………………	14
7. 疟疾	…………………………………	15
（1）疟疾第一方	………………………	15
（2）疟疾第二方	………………………	15
（3）疟疾第三方	………………………	15
（4）涤痰清热饮	………………………	16
（5）半贝散	……………………………	16
（6）疟疾第六方	………………………	16
8. 羊毛疔	………………………………	17
（1）羊毛疔第一方	……………………	17
9. 痧疹	…………………………………	17
10. 痢疾	………………………………	17
（1）痢疾第一方	………………………	17
（2）痢疾第二方	………………………	18
（3）痢疾第三方	………………………	18
（4）痢疾第四方	………………………	18
（5）痢疾第五方	………………………	18
（6）痢疾第六方	………………………	19
（7）痢疾第七方	………………………	19
（8）痢疾第八方	………………………	19
（9）痢疾第九方	………………………	19
（10）痢疾第十方	……………………	20
（11）秘传痢疾散	……………………	20
（12）痢疾第十二方	…………………	20
（13）痢疾第十三方	…………………	20

（14）痢疾第十四方 ································ 21
　　（15）香连导滞汤 ···································· 21
11. 破伤风 ·· 21
　　（1）破伤风第一方 ·································· 21
12. 瘟疫 ·· 22
　　（1）瘟疫第一方 ······································ 22
　　（2）雄黄丸 ·· 22
　　（3）瘟疫第三方 ······································ 22
　　（4）瘟疫第四方 ······································ 22
　　（5）瘟疫第五方 ······································ 23
　　（6）自制葛根薄荷露 ······························· 23
　　（7）解毒消疫汤 ······································ 23
　　（8）镇邪避瘟丹 ······································ 23
　　（9）避瘟丹 ·· 24
　　（10）瘟疫第十方 ···································· 24
13. 黄疸 ·· 24
　　（1）黄疸第一方 ······································ 24
　　（2）黄疸第二方 ······································ 24
　　（3）黄疸第三方 ······································ 25
（二）时令病 ··· 25
1. 感冒 ··· 25
　　（1）感冒第一方 ······································ 25
　　（2）感冒第二方 ······································ 25
2. 伤暑 ··· 26
　　（1）伤暑第一方 ······································ 26

3. 温热发斑 ·· 26
　　（1）温热发斑第一方 ···························· 26
4. 伤寒 ·· 26
　　（1）伤寒第一方 ································· 26
　　（2）伤寒第二方 ································· 26
　　（3）伤寒第三方 ································· 27
　　（4）避瘟丹 ······································ 27
　　（5）金鱼蛣蛑散 ································· 27
（三）呼吸器病 ·· 28
1. 肺痨 ·· 28
　　（1）肺痨第一方 ································· 28
　　（2）肺痨第二方 ································· 28
　　（3）肺痨第三方 ································· 28
　　（4）肺痨第四方 ································· 29
　　（5）新订清肺饮 ································· 29
　　（6）肺痨第六方 ································· 30
　　（7）肺痨第七方 ································· 30
　　（8）肺痨第八方 ································· 30
　　（9）骨蒸丹 ······································ 31
　　（10）救痨杀虫丸 ······························· 31
2. 肺痈 ·· 31
　　（1）肺痈第一方 ································· 31
　　（2）肺痈第二方 ································· 32
3. 肺痿 ·· 32
　　（1）肺痿第一方 ································· 32

4. 呼吸困难 ………………………………………… 32
   (1) 舒胸顺气汤 ……………………………… 32
   (2) 开胸顺气汤 ……………………………… 33
   (3) 呼吸困难第三方 ………………………… 33
   (4) 呼吸困难第四方 ………………………… 33
5. 咳血 ……………………………………………… 33
   (1) 咳血第一方 ……………………………… 33
   (2) 咳血第二方 ……………………………… 33
   (3) 咳血第三方 ……………………………… 34
   (4) 咳血第四方 ……………………………… 34
   (5) 止血散 …………………………………… 34
   (6) 咳血第六方 ……………………………… 34
6. 咳嗽 ……………………………………………… 35
   (1) 山贝化痰汤 ……………………………… 35
   (2) 咳嗽第二方 ……………………………… 35
   (3) 咳嗽第三方 ……………………………… 35
   (4) 咳嗽第四方 ……………………………… 36
   (5) 清肺退热饮 ……………………………… 36
   (6) 咳嗽第六方 ……………………………… 36
   (7) 自制如神散 ……………………………… 36
   (8) 咳嗽第八方 ……………………………… 37
   (9) 咳嗽第九方 ……………………………… 37
   (10) 咳嗽第十方 ……………………………… 37
   (11) 咳嗽第十一方 …………………………… 37
   (12) 咳嗽第十二方 …………………………… 38

7. 哮喘 ·· 38
 （1）麻杏降逆汤 ··· 38
 （2）哮喘第二方 ··· 38
 （3）定吼丸 ·· 38
 （4）痰哮第四方 ··· 39
 （5）皂角丸 ·· 39
 （6）哮喘第六方 ··· 39
 （7）哮喘第七方 ··· 39
 （8）哮喘第八方 ··· 39
 （9）鱼蒜松梅散 ··· 40

（四）消化器病 ·· 40
1. 胃痛 ·· 40
 （1）胃痛第一方 ··· 40
 （2）荔香散 ·· 40
 （3）胃痛第三方 ··· 41
 （4）胃痛第四方 ··· 41
 （5）胃痛第五方 ··· 41
 （6）胃痛第六方 ··· 41
 （7）胃痛第七方 ··· 42
 （8）胃痛第八方 ··· 42
 （9）胃痛第九方 ··· 42
 （10）胃痛第十方 ··· 42
 （11）胃痛第十一方 ·· 42
 （12）胃痛第十二方 ·· 43
 （13）胃痛第十三方 ·· 43

(14) 反元丹 …………………………………… 43
(15) 胃痛第十五方 …………………………… 43
2. 吞酸 …………………………………………… 44
(1) 吞酸第一方 ……………………………… 44
(2) 苍神煎 …………………………………… 44
3. 消化不良 ……………………………………… 44
(1) 消化不良第一方 ………………………… 44
(2) 消化不良第二方 ………………………… 44
(3) 消化不良第三方 ………………………… 45
(4) 消化不良第四方 ………………………… 45
(5) 消化不良第五方 ………………………… 45
4. 梅核气 ………………………………………… 46
(1) 梅核气第一方 …………………………… 46
5. 吐血 …………………………………………… 46
(1) 吐血第一方 ……………………………… 46
(2) 吐血第二方 ……………………………… 46
(3) 吐血第三方 ……………………………… 46
(4) 吐血第四方 ……………………………… 47
(5) 吐血第五方 ……………………………… 47
(6) 吐血第六方 ……………………………… 47
(7) 吐血第七方 ……………………………… 47
(8) 吐血第八方 ……………………………… 48
(9) 吐血第九方 ……………………………… 48
(10) 吐血第十方 ……………………………… 48
6. 腹痛 …………………………………………… 48

（1）腹痛第一方 …………………………… 48
　　（2）白芍顺气饮 …………………………… 49
　　（3）腹痛第三方 …………………………… 49
　　（4）腹疼第四方 …………………………… 49
　　（5）手拈散 ……………………………… 49
　　（6）加味当归羊肉汤 ……………………… 49
　　（7）腹痛第七方 …………………………… 50
　　（8）腹痛第八方 …………………………… 50
　　（9）腹痛第九方 …………………………… 50
7. 积聚 ……………………………………… 50
　　（1）三消丸 ……………………………… 50
　　（2）积聚第二方 …………………………… 51
　　（3）秘制香灵丸 …………………………… 51
　　（4）消积顺气丸 …………………………… 51
　　（5）积聚第五方 …………………………… 52
　　（6）癥瘕消块膏 …………………………… 52
　　（7）积聚第七方 …………………………… 52
　　（8）积聚第八方 …………………………… 53
8. 胁痛 ……………………………………… 53
　　（1）自制加味颠倒散 ……………………… 53
　　（2）胁痛第二方 …………………………… 53
　　（3）胁痛第三方 …………………………… 53
　　（4）滑氏补肝散 …………………………… 54
　　（5）枳芎散 ……………………………… 54
　　（6）胁痛第六方 …………………………… 54

（7）胁痛第七方 …………………………………… 54
9. 腹胀 ……………………………………………………… 55
　　（1）腹胀第一方 …………………………………… 55
　　（2）腹胀第二方 …………………………………… 55
　　（3）腹胀第三方 …………………………………… 55
　　（4）腹胀第四方 …………………………………… 55
　　（5）腹胀第五方 …………………………………… 56
　　（6）萝卜砂仁散 …………………………………… 56
　　（7）腹胀第七方 …………………………………… 56
　　（8）除湿利水汤 …………………………………… 56
　　（9）腹胀第九方 …………………………………… 57
　　（10）腹胀第十方 ………………………………… 57
　　（11）腹胀第十一方 ……………………………… 57
　　（12）腹胀第十二方 ……………………………… 57
10. 奔豚 …………………………………………………… 58
　　（1）奔豚第一方 …………………………………… 58
　　（2）奔豚第二方 …………………………………… 58
11. 呃逆 …………………………………………………… 58
　　（1）呃逆第一方 …………………………………… 58
　　（2）呃逆第二方 …………………………………… 59
　　（3）止呃汤 ………………………………………… 59
　　（4）呃逆第四方 …………………………………… 59
12. 噎膈 …………………………………………………… 59
　　（1）噎膈第一方 …………………………………… 59
　　（2）大半夏汤 ……………………………………… 59

（3）噎膈第三方 …………………………… 60
13. 呕吐 ……………………………………………… 60
　　（1）呕吐第一方 …………………………… 60
　　（2）呕吐第二方 …………………………… 60
　　（3）牛脊髓理中汤加附子 ……………… 60
　　（4）呕吐第四方 …………………………… 61
　　（5）呕吐第五方 …………………………… 61
　　（6）呕吐第六方 …………………………… 61
　　（7）呕吐第七方 …………………………… 61
14. 痞病 ……………………………………………… 61
　　（1）内消散 ………………………………… 61
　　（2）痞病第二方 …………………………… 62
　　（3）痞病第三方 …………………………… 62
15. 疝气 ……………………………………………… 62
　　（1）导气汤 ………………………………… 62
　　（2）疝气第二方 …………………………… 62
　　（3）疝气第三方 …………………………… 63
　　（4）疝气第四方 …………………………… 63
　　（5）疝气第五方 …………………………… 63
　　（6）疝气第六方 …………………………… 63
　　（7）疝气第七方 …………………………… 63
　　（8）疝气第八方 …………………………… 64
　　（9）疝气第九方 …………………………… 64
　　（10）疝气第十方 ………………………… 64
　　（11）便坠神效丹 ………………………… 65

(12) 青核汤 ……………………………… 65
(13) 疝气第十三方 …………………… 65
(14) 疝气第十四方 …………………… 65
(15) 疝气第十五方 …………………… 66
(16) 疝气第十六方 …………………… 66

16. 便血 …………………………………… 66
(1) 便血第一方 ……………………… 66
(2) 棕叶丸 …………………………… 66
(3) 便血第三方 ……………………… 67
(4) 便血第四方 ……………………… 67
(5) 便血第五方 ……………………… 67
(6) 便血第六方 ……………………… 67
(7) 便血第七方 ……………………… 67
(8) 便血第八方 ……………………… 68
(9) 便血第九方 ……………………… 68
(10) 安血祛瘀汤 …………………… 68
(11) 便血第十一方 ………………… 69
(12) 便血第十二方 ………………… 69
(13) 便血第十三方 ………………… 69
(14) 便血第十四方 ………………… 69

17. 虫症 …………………………………… 69
(1) 扫虫煎 …………………………… 69
(2) 虫症第二方 ……………………… 70
(3) 虫症第三方 ……………………… 70
(4) 虫症第四方 ……………………… 70

(5) 虫症第五方 …………………………………… 70
18. 便秘 ……………………………………………… 71
　　(1) 加减五仁汤 …………………………………… 71
　　(2) 滋阴利便汤 …………………………………… 71
　　(3) 便秘第三方 …………………………………… 71
　　(4) 便秘第四方 …………………………………… 72
19. 泄泻 ……………………………………………… 72
　　(1) 泄泻第一方 …………………………………… 72
　　(2) 泄泻第二方 …………………………………… 72
　　(3) 泄泻第三方 …………………………………… 72
　　(4) 泄泻第四方 …………………………………… 73
　　(5) 泄泻第五方 …………………………………… 73
　　(6) 泄泻第六方 …………………………………… 73
　　(7) 泄泻第七方 …………………………………… 73
　　(8) 泄泻第八方 …………………………………… 74
　　(9) 泄泻第九方 …………………………………… 74
　　(10) 泄泻第十方 ………………………………… 74
　　(11) 泄泻第十一方 ……………………………… 74
　　(12) 泄泻十二方 ………………………………… 74
　　(13) 泄泻第十三方 ……………………………… 75
20. 脱肛 ……………………………………………… 75
　　(1) 脱肛第一方 …………………………………… 75
　　(2) 脱肛第二方 …………………………………… 75
(五) 神经系病 ………………………………………… 75
　1. 头痛 ……………………………………………… 75

(1) 头痛第一方 ················· 75
　　(2) 头痛第二方 ················· 76
　　(3) 头痛第三方 ················· 76
　　(4) 头痛第四方 ················· 76
　　(5) 头痛第五方 ················· 76
　　(6) 头痛第六方 ················· 77
　　(7) 头痛第七方 ················· 77
　　(8) 头痛第八方 ················· 77
　　(9) 头痛第九方 ················· 77
　　(10) 头痛第十方 ················ 78
　　(11) 头痛第十一方 ·············· 78
　　(12) 头痛第十二方 ·············· 78
　2. 腰腿疼痛 ······················ 78
　　(1) 腰腿疼痛第一方 ············· 78
　　(2) 腰腿疼痛第二方 ············· 78
　　(3) 腰腿疼痛第三方 ············· 79
　　(4) 腰腿疼痛第四方 ············· 79
　　(5) 腰腿疼痛第五方 ············· 79
　　(6) 腰腿疼痛第六方 ············· 79
　　(7) 鸽粪茄蒂饮 ················· 80
　　(8) 腰腿疼痛第八方 ············· 80
　　(9) 腰腿疼痛第九方 ············· 80
　　(10) 腰腿疼痛第十方 ············ 81
　　(11) 腰腿疼痛第十一方 ·········· 81
　　(12) 祛湿固腰汤 ················ 81
　3. 癫狂 ·························· 81
　　(1) 镇心安神丸 ················· 81
　　(2) 龙虎丸 ····················· 82

（3）平肝降痰丸 …………………… 82
　　（4）癫狂第四方 …………………… 83
4. 痫症 ……………………………………… 83
　　（1）醒迷至宝丹 …………………… 83
　　（2）癫痫第二方 …………………… 83
　　（3）痫症第三方 …………………… 83
　　（4）痫症第四方 …………………… 84
　　（5）痫症第五方 …………………… 84
　　（6）痫症第六方 …………………… 84
　　（7）痫症第七方 …………………… 84
　　（8）痫症第八方 …………………… 84
　　（9）抱胆丸 ………………………… 85
　　（10）痫症第十方 …………………… 85
5. 瘫痪 ……………………………………… 85
　　（1）瘫痪回春丹 …………………… 85
　　（2）玉液活血酒 …………………… 86
　　（3）瘫痪第三方 …………………… 86
　　（4）畅筋舒络丸 …………………… 87
6. 腓腿痉挛 ………………………………… 88
　　（1）腓腿痉挛第一方 ……………… 88
7. 口眼歪斜 ………………………………… 88
　　（1）活络还阳汤 …………………… 88
　　（2）口眼歪斜第二方 ……………… 88
　　（3）口眼歪斜第三方 ……………… 88
8. 神经衰弱 ………………………………… 88
　　（1）神经衰弱第一方 ……………… 88
　　（2）健肾补脑圆 …………………… 89
　　（3）神经衰弱第三方 ……………… 89
　　（4）救晕至圣丹 …………………… 89

- (5) 神经衰弱第五方 ……………………… 90
- (6) 毒麝散 ……………………………… 90
9. 四肢麻痹 …………………………………… 90
- (1) 舒筋神效汤 ………………………… 90
- (2) 四肢麻痹第二方 …………………… 90
10. 手足痉挛 …………………………………… 91
- (1) 熄风疏木散 ………………………… 91
- (2) 手足痉挛第二方 …………………… 91
- (3) 金粟丹 ……………………………… 91
- (4) 木耳舒筋丸 ………………………… 92
11. 筋骨痛 ……………………………………… 92
- (1) 筋骨第一方 ………………………… 92
- (2) 筋骨痛第二方 ……………………… 92
12. 失眠 ………………………………………… 93
- (1) 失眠第一方 ………………………… 93
- (2) 失眠第二方 ………………………… 93
- (3) 失眠第三方 ………………………… 93
- (4) 失眠第四方 ………………………… 93
- (5) 失眠第五方 ………………………… 94
- (6) 茯苓汤 ……………………………… 94
13. 怔忡 ………………………………………… 94
- (1) 补脑健脾丸 ………………………… 94
- (2) 柏麝爽神饮 ………………………… 95
14. 中风不语 …………………………………… 95
- (1) 中风不语第一方 …………………… 95
15. 盗汗 ………………………………………… 95
- (1) 盗汗第一方 ………………………… 95
- (2) 盗汗第二方 ………………………… 95

（3）盗汗第三方 …………………………… 95
（4）盗汗第四方 …………………………… 96
（5）盗汗第五方 …………………………… 96

（六）循环器病 …………………………………… 96
1. 水肿 ………………………………………… 96
（1）水肿第一方 …………………………… 96
（2）水肿第二方 …………………………… 97
（3）水肿第三方 …………………………… 97
（4）水肿第四方 …………………………… 97
（5）水肿第五方 …………………………… 97
（6）消肿利气丸 …………………………… 98
（7）水肿第七方 …………………………… 98
（8）涂脐膏 ………………………………… 98
2. 血臌 ………………………………………… 98
（1）血臌第一方 …………………………… 98
3. 脑贫血 ……………………………………… 99
4. 努伤 ………………………………………… 99
（1）消瘀通络丸 …………………………… 99

（七）运动器病 …………………………………… 99
1. 痿症 ………………………………………… 99
（1）起痿汤 ………………………………… 99
（2）痿症第二方 …………………………… 100
2. 痹症 ………………………………………… 100
（1）痹症第一方 …………………………… 100
3. 腿痛 ………………………………………… 100
（1）腿痛第一方 …………………………… 100
（2）腿痛第二方 …………………………… 101
（3）腿痛第三方 …………………………… 101

4. 臂痛 ································· 101
　(1) 舒经酒 ····························· 101
　(2) 臂痛第二方 ························· 101
5. 脚膝痛 ······························· 102
　(1) 脚膝痛第一方 ······················· 102

(八) 新陈代谢病 ························· 102
1. 糖尿病 ······························· 102
　(1) 糖尿病第一方 ······················· 102
　(2) 三消流膏及丸 ······················· 102
　(3) 糖尿病第三方 ······················· 103

(九) 泌尿器病 ··························· 103
1. 小便不通 ····························· 103
　(1) 小便不通第一方 ····················· 103
　(2) 小便不通第二方 ····················· 103
　(3) 小便不通第三方 ····················· 103
　(4) 小便不通第四方 ····················· 103
　(5) 小便不通第五方 ····················· 103
　(6) 小便不通第六方 ····················· 104
2. 小便不禁 ····························· 104
　(1) 固脬丸 ····························· 104
3. 尿血 ································· 104
　(1) 尿血第一方 ························· 104
　(2) 清热地黄饮 ························· 105
　(3) 尿血第三方 ························· 105

(十) 生殖器病 ··························· 105
1. 遗精 ································· 105
　(1) 遗精第一方 ························· 105
　(2) 九品丹 ····························· 105

（3）遗精第三方 …………………………………… 106
（4）遗精第四方 …………………………………… 106
（5）遗精第五方 …………………………………… 106
（6）遗精第六方 …………………………………… 107
（7）心虚遗精第七方 ……………………………… 107
（8）遗精第八方 …………………………………… 107
（9）遗精第九方 …………………………………… 107
（10）遗精第十方 ………………………………… 108
2. 缩阳 …………………………………………………… 108
（1）缩阳第一方 …………………………………… 108
（2）缩阳第二方 …………………………………… 108
（3）缩阳第三方 …………………………………… 108
3. 白淫 …………………………………………………… 108
（1）白淫第一方 …………………………………… 108
4. 阳痿 …………………………………………………… 109
（1）阳痿第一方 …………………………………… 109
（2）阳痿第二方 …………………………………… 109
（3）补肾丸 ………………………………………… 109
5. 阴头生疮 ……………………………………………… 110
（1）阴头生疮第一方 ……………………………… 110

二、妇科 ……………………………………………………… 111
（一）经病 ………………………………………………… 111
1. 龙骨丸 ………………………………………………… 111
2. 经病第二方 …………………………………………… 111
3. 经病第三方 …………………………………………… 111
4. 固血汤 ………………………………………………… 112
5. 经病第五方 …………………………………………… 112
6. 经病第六方 …………………………………………… 112

7. 调经毓麟丸 ……………………………… 112
8. 经病第八方 ……………………………… 113
9. 经病第九方 ……………………………… 113
10. 经病第十方 ……………………………… 113
11. 女宝丹 …………………………………… 114
12. 龟龄药酒 ………………………………… 114
13. 种子神效方 ……………………………… 115
14. 经病第十四方 …………………………… 115
15. 蛀虫行经饮 ……………………………… 116
16. 经病第十六方 …………………………… 116
17. 经病第十七方 …………………………… 116
18. 经病第十八方 …………………………… 117
19. 种子灵宝丹 ……………………………… 117
20. 经病第二十方 …………………………… 118
21. 通经破血紫金膏 ………………………… 118
22. 经病第二十二方 ………………………… 118
23. 取经丹 …………………………………… 118
24. 经病第二十四方 ………………………… 119

（二）带下 …………………………………… 119
1. 止带妙应丸 ……………………………… 119
2. 带下第二方 ……………………………… 119
3. 带下第三方 ……………………………… 120
4. 带下第四方 ……………………………… 120
5. 带下第五方 ……………………………… 120
6. 带下第六方 ……………………………… 120
7. 带下第七方 ……………………………… 120
8. 带下第八方 ……………………………… 121
9. 带下第九方 ……………………………… 121

10. 带下第十方 …………………………………… 121
11. 加减易黄丸 …………………………………… 122
12. 带下第十二方 ………………………………… 122
13. 完带散 ………………………………………… 122
14. 带下第十四方 ………………………………… 122
15. 白带第十五方 ………………………………… 123

(三) 血崩 ………………………………………… 123
1. 血崩第一方 …………………………………… 123
2. 血崩第二方 …………………………………… 123
3. 血崩第三方 …………………………………… 123
4. 血崩第四方 …………………………………… 124
5. 血崩第五方 …………………………………… 124
6. 血崩第六方 …………………………………… 124
7. 血崩第七方 …………………………………… 124
8. 血崩第八方 …………………………………… 124
9. 血崩第九方 …………………………………… 125
10. 地榆生地芩连汤 ……………………………… 125
11. 引血归原汤 …………………………………… 125
12. 补胎血汤 ……………………………………… 126
13. 血崩第十三方 ………………………………… 126
14. 血崩第十四方 ………………………………… 126
15. 如圣散 ………………………………………… 126
16. 血崩第十六方 ………………………………… 127
17. 血崩第十七方 ………………………………… 127
18. 血崩第十八方 ………………………………… 127

(四) 干血痨 ……………………………………… 127
1. 干血痨第一方（五台县王县长传）………… 127
2. 干血痨第二方 ………………………………… 127

3. 干血痨第三方 …………………………………… 128
4. 干血痨第四方 …………………………………… 128

(五) 阴挺 ……………………………………………… 128
1. 阴挺内消散 ……………………………………… 128

(六) 阴痒 ……………………………………………… 128
1. 阴痒第一方 ……………………………………… 128

(七) 阴户生疮 ………………………………………… 129
1. 阴户生疮第一方 ………………………………… 129
2. 阴户生疮第二方 ………………………………… 129

(八) 癥瘕 ……………………………………………… 129
1. 癥瘕第一方 ……………………………………… 129
2. 青附金丹 ………………………………………… 130
3. 癥瘕第三方 ……………………………………… 130

(九) 腰腿疼 …………………………………………… 131
1. 活血舒经丸 ……………………………………… 131
2. 秘制舒筋丹 ……………………………………… 131
3. 活血散 …………………………………………… 131
4. 舒筋散 …………………………………………… 132
5. 腰腿痛第五方 …………………………………… 132

(十) 妇科杂症 ………………………………………… 132
1. 养阴清热汤 ……………………………………… 132
2. 辟邪丹 …………………………………………… 132
3. 温解散 …………………………………………… 133
4. 妇科杂症第四方 ………………………………… 133
5. 妇科杂症第五方 ………………………………… 133
6. 妇科杂症第六方 ………………………………… 133
7. 妇科杂症第七方 ………………………………… 134
8. 舒肝开胸散 ……………………………………… 134

9. 加减附子理中汤 ··· 134
10. 平安散 ··· 134
11. 八宝坤顺丸 ··· 136
12. 妇科杂症第十二方 ··· 138
13. 妇科杂症第十三方 ··· 138
14. 妇科杂症第十四方 ··· 138
15. 妇科杂症第十五方（王义水荐）····························· 138

三、产科 ··· 140

（一）胎动 ··· 140
1. 胎动第一方 ··· 140
2. 安胎防险坠方 ··· 140
3. 安胎神方 ··· 140
4. 胎动第四方 ··· 141
5. 安胎四物汤 ··· 141
6. 胎动第六方 ··· 142
7. 胎动第七方 ··· 142

（二）胎前杂病 ··· 142
1. 胎前杂病第一方 ··· 142
2. 胎前杂病第二方 ··· 142
3. 胎前杂病第三方 ··· 143

（三）难产 ··· 143
1. 难产第一方 ··· 143
2. 难产第二方 ··· 143
3. 难产第三方 ··· 143
4. 难产第四方 ··· 143
5. 难产第五方 ··· 144

（四）产褥热 ··· 144
1. 产褥热第一方 ··· 144

（五）血晕 ································· 144
  1. 增损归脾生化汤 ····················· 144
  2. 血晕第二方 ························· 145
  3. 血晕第三方 ························· 145
  4. 血晕第四方 ························· 145
  5. 妇人产后血迷散 ····················· 145
  6. 产后血迷血脱救急方 ················· 146
  7. 血晕第七方 ························· 146
  8. 血晕神效汤 ························· 146
  9. 血晕第九方 ························· 146
  10. 血晕第十方 ························ 147
  11. 血晕第十一方 ······················ 147
  12. 天龙散 ···························· 147
  13. 血晕第十三方 ······················ 147
  14. 血晕第十四方 ······················ 148
  15. 血晕第十五方 ······················ 148
  16. 销魂散 ···························· 148
（六）恶露不止 ··························· 148
  1. 恶露不止第一方 ····················· 148
（七）恶露不行 ··························· 149
  1. 逐瘀定痛方 ························· 149
  2. 恶露不行第二方 ····················· 149
（八）血崩 ······························· 149
  1. 血崩第一方 ························· 149
  2. 血崩第二方 ························· 149
（九）乳汁不通 ··························· 150
  1. 乳汁不通第一方 ····················· 150
  2. 立通乳汤眼 ························· 150

3. 一味胎盘散 ………………………… 150
4. 乳汁不通第四方 …………………… 150

（十）流产 …………………………………… 151
1. 流产第一方 ………………………… 151
2. 保胎验方 …………………………… 151
3. 流产第三方 ………………………… 151

（十一）胎衣不下 …………………………… 152
1. 胎衣不下第一方 …………………… 152

（十二）产后瘀血病 ………………………… 152
1. 产后瘀血病第一方 ………………… 152
2. 产后瘀血病第二方 ………………… 152
3. 产后瘀血病第三方 ………………… 152
4. 产后瘀血病第四方 ………………… 152

（十三）产后杂病 …………………………… 153
1. 产后杂病第一方 …………………… 153
2. 茯苓消肿饮 ………………………… 153
3. 活血舒筋丸 ………………………… 153
4. 产后杂病第四方 …………………… 154
5. 产后杂病第五方 …………………… 154
6. 产后杂病第六方 …………………… 154
7. 五灵消化汤 ………………………… 154
8. 产后杂病第八方 …………………… 155
9. 产后杂病第九方 …………………… 155
10. 产后杂病第十方 …………………… 155
11. 回乳汤 ……………………………… 155
12. 产后杂病第十二方 ………………… 155
13. 产后杂病第十三方 ………………… 156
14. 产后杂病第十四方 ………………… 156

15. 产后杂病第十五方 ⋯⋯⋯⋯⋯⋯⋯⋯⋯⋯ 156
16. 秘制产前产后生化汤 ⋯⋯⋯⋯⋯⋯⋯⋯ 156

四、小儿科 ⋯⋯⋯⋯⋯⋯⋯⋯⋯⋯⋯⋯⋯⋯⋯ 157

（一）惊风 ⋯⋯⋯⋯⋯⋯⋯⋯⋯⋯⋯⋯⋯⋯⋯ 157

1. 太乙混元丹 ⋯⋯⋯⋯⋯⋯⋯⋯⋯⋯⋯⋯⋯ 157
2. 惊风第二方 ⋯⋯⋯⋯⋯⋯⋯⋯⋯⋯⋯⋯⋯ 157
3. 贝竺散 ⋯⋯⋯⋯⋯⋯⋯⋯⋯⋯⋯⋯⋯⋯⋯ 157
4. 惊风第四方 ⋯⋯⋯⋯⋯⋯⋯⋯⋯⋯⋯⋯⋯ 158
5. 惊风第五方 ⋯⋯⋯⋯⋯⋯⋯⋯⋯⋯⋯⋯⋯ 158
6. 化痰止搐丹 ⋯⋯⋯⋯⋯⋯⋯⋯⋯⋯⋯⋯⋯ 158
7. 惊风第七方 ⋯⋯⋯⋯⋯⋯⋯⋯⋯⋯⋯⋯⋯ 159
8. 惊风第八方 ⋯⋯⋯⋯⋯⋯⋯⋯⋯⋯⋯⋯⋯ 159
9. 定惊散 ⋯⋯⋯⋯⋯⋯⋯⋯⋯⋯⋯⋯⋯⋯⋯ 159
10. 慢惊镇危汤 ⋯⋯⋯⋯⋯⋯⋯⋯⋯⋯⋯⋯ 160
11. 慢惊回阳汤 ⋯⋯⋯⋯⋯⋯⋯⋯⋯⋯⋯⋯ 160
12. 急惊救生汤 ⋯⋯⋯⋯⋯⋯⋯⋯⋯⋯⋯⋯ 160
13. 急惊凉膈散 ⋯⋯⋯⋯⋯⋯⋯⋯⋯⋯⋯⋯ 160
14. 惊风第十四方 ⋯⋯⋯⋯⋯⋯⋯⋯⋯⋯⋯ 161
15. 惊风第十五方 ⋯⋯⋯⋯⋯⋯⋯⋯⋯⋯⋯ 161
16. 惊风第十六方 ⋯⋯⋯⋯⋯⋯⋯⋯⋯⋯⋯ 161
17. 惊风第十七方 ⋯⋯⋯⋯⋯⋯⋯⋯⋯⋯⋯ 161
18. 惊风第十八方 ⋯⋯⋯⋯⋯⋯⋯⋯⋯⋯⋯ 162
19. 惊风第十九方 ⋯⋯⋯⋯⋯⋯⋯⋯⋯⋯⋯ 162
20. 惊风第二十方 ⋯⋯⋯⋯⋯⋯⋯⋯⋯⋯⋯ 162

（二）疳证 ⋯⋯⋯⋯⋯⋯⋯⋯⋯⋯⋯⋯⋯⋯⋯ 163

1. 疳证第一方 ⋯⋯⋯⋯⋯⋯⋯⋯⋯⋯⋯⋯⋯ 163
2. 肥儿丸 ⋯⋯⋯⋯⋯⋯⋯⋯⋯⋯⋯⋯⋯⋯⋯ 163

（三）疳病 ⋯⋯⋯⋯⋯⋯⋯⋯⋯⋯⋯⋯⋯⋯⋯ 163

1. 疳病第一方 163
2. 疳病第二方 163
3. 疳病第三方 164
4. 疳病第四方 164

(四) 虫症 164
1. 小儿虫症第一方 164
2. 小儿虫症第二方 164
3. 小儿虫症第三方 165
4. 小儿虫积腹痛第四方 165
5. 四味鹧鸪菜汤 165
6. 小儿虫症第六方 165

(五) 泄泻 166
1. 泄泻第一方 166
2. 泄泻第二方 166
3. 白蔻和中散 166
4. 泄泻第四方 167
5. 婴儿却暑汤 167

(六) 呕吐 167
1. 逐寒荡惊汤 167

(七) 佝偻病 167
1. 佝偻病第一方 167
2. 佝偻病（鸡胸龟背）第二方 168

(八) 小儿痫症 168
1. 小儿痫症第一方 168
2. 加减烧丹丸 168
3. 定痫丸 169

(九) 痧症 169
1. 解肌透痧汤 169

(十) 小儿癖积 ·· 169
  1. 小儿癖积方 ··· 169
(十一) 脐肿 ··· 170
  1. 脐肿方 ··· 170
(十二) 脐眼出水 ·· 170
  1. 脐眼出水第一方 ··································· 170
  2. 脐眼出水第二方 ··································· 170
(十三) 小儿食积 ·· 170
  1. 七珍丹 ··· 170
(十四) 言语不出 ·· 171
  1. 小儿言语不出方 ··································· 171

五、外科 ··· 172

(一) 痈疽 ··· 172
  1. 一味甘草汤 ·· 172
  2. 一笔消 ··· 172
  3. 痈疽第三方 ·· 172
  4. 痈疽第四方 ·· 173
  5. 痈疽第五方 ·· 173
  6. 寸金丹 ··· 173
  7. 痈疽第七方 ·· 174
  8. 蟾酥丸（即飞龙夺命丹）····················· 174
  9. 发背神膏 ··· 174
  10. 豆豉饼 ··· 175
  11. 痈疽第十一方 ···································· 175
  12. 痈疽十二方 ······································· 175
  13. 痈疽第十三方 ···································· 175
  14. 痈疽第十四方 ···································· 176
  15. 灵宝膏 ··· 176

16. 隔纸拔毒生肌神膏 ……………………………… 176
17. 痈疽第十七方 …………………………………… 176
18. 神灯照法 ………………………………………… 177
19. 冲和膏 …………………………………………… 177
20. 痈疽第二十方 …………………………………… 177
21. 痈疽第二十一方 ………………………………… 178
22. 痈疽第二十二方 ………………………………… 178
23. 消毒神效丹 ……………………………………… 178
24. 痈疽第二十四方 ………………………………… 178
25. 痈疽第二十五方 ………………………………… 179
26. 痈疽第二十六方 ………………………………… 179

（二）肿疡 …………………………………………… 179
1. 肿疡第一方 ……………………………………… 179
2. 肿疡第二方 ……………………………………… 179
3. 八宝黑虎散 ……………………………………… 180
4. 凤仙膏 …………………………………………… 180
5. 一粒丹 …………………………………………… 180
6. 四妙汤 …………………………………………… 181
7. 肿疡第七方 ……………………………………… 181
8. 肿疡第八方 ……………………………………… 181
9. 肿疡第九方 ……………………………………… 181
10. 肿疡第十方 ……………………………………… 182
11. 肿疡第十一方 …………………………………… 182
12. 肿疡第十二方 …………………………………… 182
13. 肿疡第十三方 …………………………………… 182
14. 肿疡第十四方 …………………………………… 183
15. 肿疡第十五方 …………………………………… 183
16. 肿疡第十六方 …………………………………… 183

17. 代针开口方 …… 184

(三) 溃疡 …… 184
1. 溃疡第一方 …… 184
2. 溃疡第二方 …… 184
3. 蟾蜍昆布散 …… 184
4. 止痛生肌膏 …… 185
5. 溃疡第五方 …… 185
6. 溃疡第六方 …… 185
7. 收口散 …… 185

(四) 疔疮 …… 186
1. 疔疮第一方 …… 186
2. 拔疔散 …… 186
3. 疔疮第三方 …… 186
4. 疔疮第四方 …… 186
5. 天蛇毒方 …… 186
6. 疔疮第六方 …… 187
7. 疔疮第七方 …… 187

(五) 瘰疬 …… 187
1. 瘰疬第一方 …… 187
2. 瘰疬救苦膏外敷用 …… 187
3. 瘰疬救苦丹 …… 188
4. 瘰疬第四方 …… 188
5. 瘰疬第五方 …… 188
6. 瘰疬第六方 …… 189
7. 瘰疬第七方 …… 189
8. 瘰疬第八方 …… 189
9. 夏枯贝布鲗鱼肴 …… 189
10. 猪胆膏 …… 190

11. 瘰疬第十一方 …………………………………… 190
12. 瘰疬第十二方 …………………………………… 190
13. 瘰疬第十三方 …………………………………… 191
14. 瘰疬第十四方 …………………………………… 191
15. 消核散 …………………………………………… 191
16. 瘰疬第十六方 …………………………………… 191
17. 瘰疬第十七方 …………………………………… 191

（六）瘿瘤 ………………………………………………… 192
1. 瘿瘤第一方 ……………………………………… 192
2. 瘿瘤第二方 ……………………………………… 192
3. 瘿瘤第三方 ……………………………………… 192

（七）乳痈 ………………………………………………… 193
1. 乳痈第一方 ……………………………………… 193
2. 消痈汤 …………………………………………… 193
3. 乳痈第三方 ……………………………………… 193
4. 乳痈第四方 ……………………………………… 193
5. 益母蒲公英汤 …………………………………… 194
6. 乳痈第六方 ……………………………………… 194
7. 乳痈第七方 ……………………………………… 194

（八）乳岩 ………………………………………………… 194
1. 乳岩第一方 ……………………………………… 194

（九）鹅掌风 ……………………………………………… 195
1. 鹅掌风第一方 …………………………………… 195
2. 鹅掌风第二方 …………………………………… 195

（十）鹤膝风 ……………………………………………… 195
1. 鹤膝风第一方 …………………………………… 195

（十一）胯疽 ……………………………………………… 195
1. 胯疽预防膏 ……………………………………… 195

（十二）坐板疮 …………………………… 196
    1. 坐板疮第一方 …………………………… 196
    2. 坐板疮第二方 …………………………… 196
（十三）臁疮 …………………………… 196
    1. 臁疮第一方 …………………………… 196
    2. 臁疮第二方 …………………………… 196
    3. 臁疮第三方 …………………………… 197
    4. 臁疮第四方 …………………………… 197
    5. 臁疮第五方 …………………………… 197
    6. 隔纸膏 …………………………… 197
    7. 臁疮第七方 …………………………… 197
    8. 臁疮第八方 …………………………… 198
（十四）痔漏 …………………………… 198
    1. 痔漏第一方 …………………………… 198
    2. 痔漏第二方 …………………………… 198
    3. 痔漏第三方 …………………………… 198
    4. 痔疮第四方 …………………………… 198
    5. 痔漏第五方 …………………………… 199
    6. 痔漏第六方 …………………………… 199
    7. 痔漏第七方 …………………………… 199
    8. 痔疮立效散 …………………………… 199
    9. 痔漏第九方 …………………………… 199
    10. 堵漏丸 …………………………… 200
    11. 痔疮第十一方 …………………………… 200
    12. 痔漏第十二方 …………………………… 200
    13. 痔漏第十三方 …………………………… 200
    14. 痔漏第十四方 …………………………… 201
    15. 痔漏第十五方 …………………………… 201

16. 痔漏第十六方 ………………………………… 201
17. 痔漏第十七方 ………………………………… 201
18. 痔漏第十八方 ………………………………… 202
19. 痔漏第十九方 ………………………………… 202
20. 痔漏第二十方 ………………………………… 202

(十五) 脚气 ……………………………………………… 202
1. 脚气第一方 …………………………………… 202
2. 脚气第二方 …………………………………… 203
3. 脚气第三方 …………………………………… 203
4. 脚气第四方 …………………………………… 203
5. 脚气第五方 …………………………………… 203
6. 脚气追风逐湿丸 ……………………………… 203
7. 脚气第七方 …………………………………… 204

六、皮肤科 ……………………………………………… 205

(一) 疥疮 ……………………………………………… 205
1. 黑祛风散 ……………………………………… 205
2. 疥疮合掌丸 …………………………………… 205
3. 疥疮第三方 …………………………………… 206
4. 疥疮一扫丸 …………………………………… 206
5. 疥疮第五方 …………………………………… 206
6. 疥疮第六方 …………………………………… 206
7. 疥疮第七方 …………………………………… 207
8. 疥疮第八方 …………………………………… 207
9. 疥疮第九方 …………………………………… 207
10. 疥疮第十方 …………………………………… 207
11. 疥疮第十一方 ………………………………… 208
12. 疥疮第十二方 ………………………………… 208

(二) 癣疮 ……………………………………………… 208

1. 癣疮第一方 ······················· 208
2. 癣疮第二方 ······················· 208
3. 癣疮第三方 ······················· 209
4. 癣疮第四方 ······················· 209
5. 癣疮第五方 ······················· 209
6. 癣疮第六方 ······················· 209
7. 癣疮第七方 ······················· 209
8. 癣疮第八方 ······················· 210
9. 癣疮第九方 ······················· 210
10. 癣疮第十方 ······················ 210
11. 癣疮第十一方 ···················· 210
12. 癣疮第十二方 ···················· 211

(三) 黄水疮 ····················· 211

1. 硫轻膏 ························· 211
2. 黄水疮第二方 ···················· 211
3. 黄水疮第三方 ···················· 211
4. 黄水疮第四方 ···················· 212
5. 胎毒神效膏 ······················ 212
6. 黄水疮第六方 ···················· 212
7. 黄水疮第七方 ···················· 212
8. 黄水疮第八方 ···················· 213
9. 黄水疮第九方 ···················· 213
10. 黄龙化毒散 ····················· 213
11. 黄水疮第十一方 ·················· 213
12. 黄水疮第十二方 ·················· 213
13. 黄水疮第十三方 ·················· 214
14. 黄水疮第十四方 ·················· 214
15. 黄水疮第十五方 ·················· 214

16. 黄水疮第十六方 ………………………… 214
（四）麻风（缺失） ………………………………… 214
（五）风疹 …………………………………………… 214
　　1. 风疹第一方（缺失） …………………… 214
　　2. 风疹第二方 ……………………………… 214
　　3. 风疹第三方 ……………………………… 215
　　4. 风疹第四方 ……………………………… 215
（六）头生白屑 ……………………………………… 215
　　1. 头生白屑第一方 ………………………… 215
（七）脱发 …………………………………………… 215
　　1. 脱发方 …………………………………… 215
（八）秃疮 …………………………………………… 216
　　1. 秃疮第一方 ……………………………… 216
　　2. 秃疮第二方 ……………………………… 216
　　3. 秃疮第三方 ……………………………… 216
　　4. 秃疮第四方 ……………………………… 216
　　5. 秃疮第五方 ……………………………… 217
　　6. 秃疮第六方 ……………………………… 217
　　7. 秃疮第七方 ……………………………… 217
　　8. 小儿秃疮第八方 ………………………… 217
　　9. 秃疮第九方 ……………………………… 217
（九）头面顽疮 ……………………………………… 218
　　1. 头面顽疮方 ……………………………… 218
（十）脱眉 …………………………………………… 218
　　1. 脱眉方 …………………………………… 218
（十一）羊胡疮 ……………………………………… 218
　　1. 羊胡疮方 ………………………………… 218
（十二）血风疮 ……………………………………… 218

1. 血风疮方 218
(十三) 雀斑 218
    1. 雀斑方 218
(十四) 瘊子 219
    1. 瘊子方 219
(十五) 腋臭 219
    1. 腋臭第一方 219
    2. 腋臭第二方 219
(十六) 皮肤小疖 219
(十七) 阴囊湿痒 220
    1. 阴囊湿痒第一方 220
    2. 阴囊湿痒第二方 220

七、花柳科 221

(一) 梅毒 221
    1. 祖传飞龙水火仙丹 221
    2. 大败毒散 221
    3. 梅毒第三方 222
    4. 杨梅速愈丸 222
    5. 梅毒第五方 222
    6. 梅毒第六方 222
    7. 梅毒第七方 223
    8. 梅毒第八方 223
    9. 梅毒第九方 223
    10. 梅毒第十方 224
    11. 梅毒第十一方 224
(二) 淋浊 224
    1. 淋浊第一方 224
    2. 珠珀滋阴淋浊丸 224

3. 琥珀分清泄浊丸 225
4. 淋浊第四方 225
5. 淋浊第五方 225
6. 淋症必愈丸 225
7. 淋浊第七方 226
8. 淋浊第八方 226
9. 淋浊第九方 226
10. 淋浊第十方 226
11. 淋浊第十一方 226
12. 淋浊第十二方 227
13. 淋浊第十三方 227
14. 淋浊第十四方 227
15. 淋浊第十五方 227
16. 除淋汤 228
17. 淋浊第十七方 228

(三) 下疳 228
1. 下疳解毒汤 228
2. 七宝散 228
3. 下疳第三方 229
4. 下疳第四方 229

(四) 横痃 229
1. 秘传九龙丹 229
2. 横痃第二方 229
3. 横痃第三方 230

八、耳鼻咽喉科 231
(一) 耳病 231
1. 耳痛 231
(1) 耳痛方 231

2. 耳聋 ··· 231
　　　　(1) 耳聋第一方 ······································· 231
　　　　(2) 耳聋第二方 ······································· 231
　　3. 脓耳 ··· 232
　　　　(1) 脓耳第一方 ······································· 232
　　　　(2) 乌贼散 ··· 232
　　　　(3) 脓耳第三方 ······································· 232
　　　　(4) 脓耳第四方 ······································· 232
　　4. 耳外流水 ··· 232
　　　　(1) 耳外流水方 ······································· 232
(二) 鼻病 ··· 233
　　1. 鼻痔 ··· 233
　　　　(1) 鼻痔第一方 ······································· 233
　　　　(2) 鼻痔第二方 ······································· 233
　　　　(3) 硇砂散 ··· 233
　　2. 鼻渊 ··· 233
　　　　(1) 鼻渊第一方 ······································· 233
　　　　(2) 鼻渊第二方 ······································· 234
　　　　(3) 鼻渊第三方 ······································· 234
　　　　(4) 鼻渊第四方 ······································· 234
　　3. 鼻漏 ··· 234
　　　　(1) 鼻漏方 ··· 234
　　4. 酒渣鼻 ·· 235
　　　　(1) 酒渣鼻方 ·· 235
　　5. 鼻衄 ··· 235
　　　　(1) 清血饮 ··· 235
　　　　(2) 二仙汤 ··· 235
　　　　(3) 鼻衄第三方 ······································· 235

（三）咽喉病 …………………………… 236
  1. 咽痛 ………………………………… 236
    （1）清咽降火汤 …………………… 236
    （2）咽痛第二方 …………………… 236
    （3）清喉定痛散 …………………… 236
    （4）咽痛第四方 …………………… 236
    （5）咽痛第五方 …………………… 237
    （6）咽痛第六方 …………………… 237
    （7）败毒丹 ………………………… 237
    （8）咽痛第八方 …………………… 238
  2. 扁桃腺炎 …………………………… 238
    （1）扁桃腺炎第一方 ……………… 238
    （2）乳蛾麝香锭 …………………… 238
    （3）赤龙斩蛾丹 …………………… 238
  3. 喉痧 ………………………………… 239
    （1）喉痧方 ………………………… 239
  4. 喉痹 ………………………………… 239
    （1）喉痹方 ………………………… 239

九、口齿科 ………………………………… 240
  （一）口腔病 …………………………… 240
    1. 口疮 ………………………………… 240
      （1）口疮第一方 …………………… 240
      （2）口疮第二方 …………………… 240
      （3）口疮第三方 …………………… 240
    2. 口臭 ………………………………… 240
      （1）口臭方 ………………………… 240
    3. 舌病 ………………………………… 240
      （1）舌病第一方 …………………… 240
      （2）舌病第二方 …………………… 241

（3）舌病第三方 …………………………… 241
　　（4）舌病第四方 …………………………… 241
　　（5）舌病第五方 …………………………… 241
　4. 齿痛 ……………………………………… 241
　　（1）齿痛第一方（徐子澄先生传） ……… 241
　　（2）齿痛第二方 …………………………… 242
　　（3）齿病第三方 …………………………… 242
　　（4）齿痛第四方 …………………………… 242
　　（5）齿痛第五方 …………………………… 242
　　（6）齿痛第六方 …………………………… 243
　　（7）荞雄止痛散 …………………………… 243
　　（8）齿痛第八方 …………………………… 243
　　（9）齿痛第九方 …………………………… 243
　　（10）齿痛第十方 ………………………… 244
　　（11）齿痛第十一方 ……………………… 244
　　（12）齿痛第十二方 ……………………… 244
　　（13）齿痛第十三方 ……………………… 244
　　（14）齿痛第十四方 ……………………… 244
　　（15）齿痛第十五方 ……………………… 244
　　（16）齿痛第十六方 ……………………… 245
　　（17）齿痛第十七方 ……………………… 245
　　（18）细辛散 ……………………………… 245
　　（19）齿痛第十九方 ……………………… 245
　5. 牙疳 ……………………………………… 246
　　（1）牙疳第一方 …………………………… 246
　　（2）牙疳第二方 …………………………… 246
　　（3）牙疳第三方 …………………………… 246
　　（4）牙疳第四方 …………………………… 247
　　（5）牙疳第五方 …………………………… 247

（6）牙疳第六方 ……………………………… 247
　　（7）牙疳第七方 ……………………………… 247
十、眼科 …………………………………………… 248
　（一）眼赤痛 …………………………………… 248
　　1. 眼赤痛第一方 ……………………………… 248
　　2. 眼赤痛第二方 ……………………………… 248
　　3. 眼赤痛第三方 ……………………………… 248
　　4. 眼赤痛第四方 ……………………………… 249
　　5. 眼赤痛第五方 ……………………………… 249
　　6. 眼赤痛第六方 ……………………………… 249
　　7. 三七丹 ……………………………………… 249
　　8. 目赤痛第八方 ……………………………… 250
　　9. 眼赤痛第九方 ……………………………… 250
　　10. 眼赤痛第十方 …………………………… 250
　　11. 眼赤痛第十一方 ………………………… 250
　　12. 眼赤痛第十二方 ………………………… 250
　　13. 眼赤痛第十三方 ………………………… 250
　（二）胬肉 ……………………………………… 251
　（三）眼翳 ……………………………………… 251
　　1. 眼翳第一方 ………………………………… 251
　　2. 光明止痛散 ………………………………… 251
　　3. 眼翳第三方 ………………………………… 252
　　4. 眼翳第四方 ………………………………… 252
　　5. 眼翳第五方 ………………………………… 252
　　6. 眼翳第六方 ………………………………… 252
　　7. 眼翳第七方 ………………………………… 252
　　8. 拨云除障丸 ………………………………… 253
　　9. 神仙碧霞丹 ………………………………… 253

10. 眼翳第十方 ………………………… 253
11. 眼翳第十一方 ……………………… 254
12. 拨云汤 ……………………………… 254
13. 眼翳第十三方 ……………………… 254
14. 眼翳第十四方 ……………………… 254
15. 洗刀散 ……………………………… 255
16. 眼翳第十六方 ……………………… 255
(四) 雀盲 …………………………………… 255
1. 雀盲第一方 ………………………… 255
2. 雀盲第二方 ………………………… 256
(五) 目昏 …………………………………… 256
1. 目昏方 ……………………………… 256
(六) 眼弦肿烂 ……………………………… 256
1. 眼弦肿烂第一方 …………………… 256
2. 眼弦肿烂第二方 …………………… 256
(七) 眼流冷泪 ……………………………… 257
1. 眼流冷泪方 ………………………… 257
(八) 目珠夜痛 ……………………………… 257
1. 目珠夜痛方 ………………………… 257
(九) 瞳仁扑倒 ……………………………… 257
1. 瞳仁扑倒方 ………………………… 257

十一、救急门 …………………………………… 258
(一) 狂犬病 ………………………………… 258
1. 狂犬病第一方 ……………………… 258
2. 疯犬散 ……………………………… 258
3. 狂犬病第三方 ……………………… 258
4. 狂犬第四方 ………………………… 258
5. 狂犬病第五方 ……………………… 259

    6. 狂犬第六方································ 259
    7. 狂犬病第七方······························ 259
  (二) 鸦片中毒·································· 259
    1. 鸦片中毒第一方························· 259
    2. 鸦片中毒第二方························· 259
    3. 鸦片中毒第三方························· 260
    4. 鸦片中毒第四方························· 260
  (三) 砒中毒····································· 260
    1. 砒中毒第一方····························· 260
    2. 砒中毒第二方····························· 260
    3. 砒中毒第三方····························· 260
  (四) 蛇咬伤····································· 261
    1. 蛇咬伤第一方····························· 261
    2. 蛇咬第二方································ 261
  (五) 蜈蚣咬伤·································· 261
    1. 蜈蚣咬伤方································ 261
  (六) 竹木入肉·································· 261
    1. 竹木入肉方································ 261
  (七) 昆虫入耳·································· 262
    1. 昆虫入耳方································ 262
  (八) 麦芒入目·································· 262
    1. 麦芒入目方································ 262
  (九) 虚脱······································· 262
    1. 回阳救急汤································ 262
    2. 虚脱第二方································ 262
    3. 虚脱第三方································ 262
  (十) 不省人事·································· 263
    1. 救绝仙丹···································· 263

2. 不省人事第二方 ………………………………… 263
(十一) 骨鲠 …………………………………………… 263
　1. 骨鲠方 …………………………………………… 263
(十二) 汤火伤 ………………………………………… 263
　1. 汤火伤第一方 …………………………………… 263
　2. 汤火伤第二方 …………………………………… 264
　3. 烧蛋油 …………………………………………… 264
　4. 汤火伤第四方 …………………………………… 264
　5. 汤火伤第五方 …………………………………… 264
　6. 汤火伤第六方 …………………………………… 264
　7. 汤火伤第七方 …………………………………… 265
　8. 汤火伤第八方 …………………………………… 265
　9. 汤火伤第九方 …………………………………… 265
　10. 汤火伤第十方 ………………………………… 265
　11. 汤火伤第十一方 ……………………………… 266
(十三) 跌打损伤 ……………………………………… 266
　1. 跌打损伤第一方 ………………………………… 266
　2. 跌打损伤第二方 ………………………………… 266
　3. 跌打损伤第三方 ………………………………… 267
　4. 跌打损伤第四方 ………………………………… 267
　5. 玉真散 …………………………………………… 267
　6. 跌打损伤第六方 ………………………………… 267
　7. 跌打损伤第七方 ………………………………… 268
　8. 跌打损伤第八方 ………………………………… 268
　9. 跌打损伤第九方 ………………………………… 268
　10. 少林截血丹 …………………………………… 268
　11. 跌打损伤第十一方 …………………………… 269
　12. 跌打损伤第十二方 …………………………… 269

13. 跌打损伤第十三方 ………………………… 269

14. 跌打损伤第十四方 ………………………… 269

15. 跌打损伤第十五方 ………………………… 269

16. 跌打损伤第十六方 ………………………… 270

(十四) 创伤 …………………………………………… 270

1. 创伤第一方 ………………………………… 270

2. 创伤第二方 ………………………………… 270

3. 创伤第三方 ………………………………… 270

4. 刀尖搞风散 ………………………………… 271

5. 金疮验方 …………………………………… 271

6. 回生第一仙丹 ……………………………… 271

(十五) 骨折 …………………………………………… 272

1. 骨折第一方 ………………………………… 272

2. 骨断续补丹 ………………………………… 272

3. 骨折第三方 ………………………………… 272

4. 骨折第四方 ………………………………… 272

十二、杂集 ……………………………………………… 273

(一) 戒鸦片 …………………………………………… 273

1. 延年药酒 …………………………………… 273

2. 戒鸦片第二方 ……………………………… 273

3. 百补矮瓜丸 ………………………………… 273

4. 戒鸦片第四方 ……………………………… 274

5. 戒鸦片第五方 ……………………………… 274

(二) 种子 ……………………………………………… 275

1. 种子第一方 ………………………………… 275

2. 种子第二方 ………………………………… 275

(三) 漆中毒 …………………………………………… 275

1. 漆中毒方 …………………………………… 275

（四）杀除臭虫 …………………………… 276
    1. 杀除臭虫方 ………………………… 276
（五）乌须 ………………………………… 276
    1. 乌须方 ……………………………… 276
（六）五窍出血 …………………………… 276
    1. 五窍出血方 ………………………… 276
（七）秘授清宁丸 ………………………… 276
（八）七精丸 ……………………………… 283
（九）入圣丸 ……………………………… 283
（十）棉花子丸 …………………………… 283
（十一）坎离丸 …………………………… 283

跋 …………………………………………… 285

审查征集验方第五集序

子瞻氏云：药虽进于医手，方多传自古人。盖药品繁多，病症复杂，欲求药与症丝丝入扣，配合适当，则方法尚矣。上古医界，有禁方之传授，重其道不轻以示人。后世沿其意而失其真，遂有秘方之名目。秘之又秘，而终于失传。

本会会长阎，因鉴于"民间有效验方，易于丧失；在世医之家，视专术为传家之珍，挟秘方为敛财之具，以致至宝贵之医学，不能发扬光大，任其自生自灭，固为可惜，又民众疾苦，因验方不能保存，本可医治而不及医治者，尤为可惜也"，乃苦心孤诣，滴泪提倡，令本会悬奖征集秘方，与相当之代价（名誉或现金），更派验方征集组干事张玠、范国义、单生文、相作良等，分赴各县，深入乡间，向各地医家及民众，普遍征集。下走为慎重起见，曾谆谆告诫，各该员等必须苦口婆心、多方劝导，使人民了解我会长伟大之博爱精神，与中医生灭于国家之关系，至重且大。幸各地同人，仰体会长复兴中医之至意，努力赞助，踊跃应征。计经历五台、定襄、忻县、阳曲等十一余县，所获得验方已逾数万。除去重复不计外，选其精粹实用者，共得四千数百。则当即交付"验方审查委员会"（由本会理事会所组织），分别门类，详细审查：讹者正之，缺者补之，方意不明者补充之，主治不确者则增订其主治；并于每方之后，附以审查意见；药方不全，无法订正者，则存疑以待，不敢以私意妄为评判也。

审查征集验方第五集

　　本会理事为张君子仁、赵君图南，下走忝任常务理事，每周开会一次，审查数十方或百余方。又因征集暨审查之事务太忙，本会职员之参加工作者，有张文元、李澍桢、武星瑶、张玠、范国义、单生文、相作良等，共同努力，幸克峻事。除分别编为第三集、第四集等书，已于廿四年二月份及十月份先后出版外，兹第五集又编订完峻，即行付印，爰志其原起于此。

民国二十五年三月一日
时逸人　敬序
中医改进研究会之理事室

一、内科

（一）传染病

1. 猩红热

（1）猩红热第一方

主治：烂喉痧（西医名猩红热）。初起呕吐，发热，皮肤干燥，扪之热甚，舌有苔而面略红。第二日于颈胸两处，先发小红色疹，二十四小时内即可散布全身。咽门两侧微红而肿，病重者红肿较甚。其尤重者且有白膜，医者或误认为白喉症。

组成：犀角三钱，丹皮二钱半，薄荷叶钱半，黄芩钱半（酒炒），僵蚕三钱，蝉蜕钱半，连翘五钱，牛蒡子钱半，桔梗二钱，银花四钱，元参四钱半，板蓝根二钱，泽泻二钱半，茯苓三钱，甘草一钱，通大海一钱。

用法：水煎服。

【审查意见】此方功专退热解毒，猩红热症可资应用。

（2）猩红热第二方

组成：白芍二钱，柴胡一钱，薄荷叶钱半，丹皮二钱，犀角钱半，归尾三钱，知母二钱，蝉蜕二钱，僵蚕二钱，生地二钱，生石膏二钱，元明粉钱。

用法：水煎温服。

【审查意见】此方有清热凉血解毒通便之功，用之当可有效。

（3）猩红热第三方

主治：喉痧（即猩红热）

组成：生绿豆、生黄豆、生黑豆、金银花、生甘草各三钱。

用法：水煎服。

【审查意见】此通行方，有凉血活血清热解毒之功，惟力轻气薄，重症无效，轻症可用。

（4）猩红热第四方

组成：白僵蚕三钱酒炒，蝉蜕钱半，金银花三钱，连翘三钱，生石膏三钱，知母二钱，牛子钱半（炒，研），麦冬三钱，白菊二钱酒炒，大生地四钱酒炒，白桔梗二钱。

用法：水煎服。如症重者，加犀角；大便闭不通，加大黄，水煎，空心服。

【审查意见】通行方，有清热败毒之效，可用。

2. 百日咳

（1）小儿百咳丹

主治：小儿痰涎气喘、咳嗽、肚腹膨胀、不思饮食。

组成：大黄，槟榔，白丑，黑丑，西参。

用法：以上各等分，共为细末。一岁至三岁者，每服五分；三岁至五岁者，每服一钱，白蜜调下。

【审查意见】功专逐痰去滞清解，可供试用。

3. 大头瘟（西名丹毒）

（1）清热消毒饮

组成：闽银花两，粉甘草钱半，全瓜蒌三钱，连翘三钱，杭白芍三钱，粉丹皮二钱。

用法：喘者，加生杏仁三钱（去皮尖）；谵语者，加川军三钱。以水三盅，煎留一盅，去滓，饭前空心温服，连服三剂。

【审查意见】此方清热解毒，凉血活血有效。治大头瘟宜加板蓝根、马勃、蒲公英之类，其效较著。

（2）大头瘟第二方

主治：丹毒，火丹，汤火伤。

组成：榆白皮、生川军各等分。

用法：共研细末，鸡子清调涂患处。

【审查意见】丹毒外涂此方，有凉血解毒之效。

(3) 解瘟消毒汤

主治：头面肿大，形如瓜瓠，甚至起泡流水，身热口燥，神昏谵语。

用法：煎服，如舌苔燥黄紫赤，三五日不便，加生川军三钱，以清内热。

【审查意见】此方为普济消毒饮方之加减，有消炎解毒之功，可用。

(4) 化毒丹

主治：胎毒游风，丹毒，热疖口疳，疳火燥渴，大便结，小便涩赤。

组成：真犀角、川黄连、桔梗、玄参、薄荷叶、粉甘草各一两，青黛五钱，大黄五钱酒蒸九次，朱砂三钱另研极细末。

用法：上药为细末，炼白蜜为丸，朱砂为衣。每丸重一钱二分，每服一丸，灯心汤化下。

【审查意见】凉血解毒，清热杀菌，治一切传染性热症，可用。

(5) 大头瘟第五方

主治：温热症，头大如斗，身热如火。

组成：黄芩一钱。

用法：煎汁一茶盅，微温服。

【审查意见】按：黄芩有泻火除热、去温凉血之功，但属血分有热者，用之有效。

(6) 大头瘟第六方

组成：元参二钱，川军二钱，连翘二钱，牛蒡二钱，酒黄芩二钱半，酒黄连二钱半，荆芥五钱，防风一钱，生石膏二钱半，桔梗二钱半，甘草钱半，生姜三片作引。

用法：水煎，食后服。

【审查意见】此乃普济消毒饮加减之方，仍宜用马勃、板蓝根等。

（7）大头瘟第七方

组成：牛蒡子二钱，白桔梗二钱，板蓝根三钱，枯芩三钱，黑元参三钱，连翘三钱，犀角片二钱，生地三钱，金银花二钱，生甘草一钱，山栀子二钱，马勃钱半。

【审查意见】此治大头瘟之通剂，有清热败毒之效，可资应用。

4. 霍乱

（1）瘟疫普济丸

主治：瘟疫霍乱急症。

组成：野术（土炒）二钱，川厚朴二钱，白檀香（研细末）一两，降真香（研细末）一两，陈皮（盐水炒）二两。

用法：共研细末，用藿香叶六两，浓煎，水泛为丸，如黄豆大。每服三四丸，白水送服。

【审查意见】此方非治霍乱专剂，有燥湿和中止吐、逐秽行气之功。脾胃虚寒气滞者可用。

（2）阴寒霍乱神效汤

主治：阴寒霍乱，面黄，腹内绞痛，吐泻，脉沉伏紧。

组成：附子钱半，干姜二钱，蔻仁三钱，炒吴萸八分，桂枝尖一钱半，藿香三钱，蜜半夏三钱，川朴根一钱，茅术钱半，茯苓三钱，炒枳实八分，槟榔一钱，鲜姜三片。

用法：水煎，连服二剂，忌生冷。

【审查意见】按：此方治类似霍乱（阴寒者）有效。盖附子、干姜兴奋温中，蔻仁、吴萸健脾止呕，桂枝、藿香燥湿解肌，半夏、川朴、茅术、茯苓等宽胸止吐止泻，故此方乃治类似霍乱属于寒证之专剂也。

(3) 霍乱第三方

主治：中风中恶，干霍乱及暴卒。

治法：生姜汁二钱与童便一两，和匀服之。

【审查意见】有温运活血之功，可用。

(4) 霍乱第四方

治法：先将患者倒吊（两足向上头向下），使数人提患者两足，往返摇摆之。直至患者自觉腹脐内似有风涌出时，则停止摇摆。将患者放平，使静卧床笫之间片时，然后再服下药（此药最好预先制就，以免临时忙乱）。

组成：牙皂二两，朱砂二两，雄黄二两，枯矾二两，白芷一两，木香二两，陈皮二两，防风二两，桔梗二两，藿香二两，细辛一两半，薄荷二两，贯众二两，半夏二两，大腹皮二两，白术一两，猪苓一两。

用法：共研极细末，瓷瓶收贮，勿令泄气。每服六钱，重者八钱，小儿减半。白滚水冲服。

【审查意见】倒吊非治病良法，决不可用。惟所服方药，有燥湿和中、去滞解表、止泻涩肠、通窍杀菌之力，治类似霍乱，用之有效。

(5) 十滴水

主治：霍乱吐泻交作，腹痛，汗出，四肢厥逆，脉沉细欲绝。

组成：生川军三钱，元红花五分，伸筋草三钱，小茴香二钱，川椒三钱，焦枳壳一钱，橘叶二钱，樟脑钱半，宣木瓜三钱，炒延胡二钱，广陈皮二钱，姜汁钱半，鸦片三钱，薄荷冰二钱，高粱一斤，浸之汾酒更佳。

用法：约浸一星期取用，用时以一二滴冲水服之。

【审查意见】生军、红花、延胡、枳壳疏肠去滞，逐瘀活血；小茴香、伸筋草、宣木瓜、川椒舒筋逐寒去湿；陈皮、姜汁、橘叶温中顺气，去痰健胃；樟脑、鸦片、白酒等兴奋回阳，强心通脉。与西医十滴水之方主治应用，不差上下，故以治真性霍乱，药力亦不弱于西医十滴水也。

（6）霍乱第六方

组成：小茴香二钱，潮脑二钱，洋烟膏二斤，烧酒二斤。

用法：共入瓶内，早晚每服三分，阴阳水送下。

【审查意见】此方有温中、去寒、收敛、镇静、兴奋等作用，用治类似及真性霍乱症，必克臻效。

（7）经验至宝丹

主治：吐泻，山岚毒瘴，瘟疫霍乱。

组成：麝香二钱，五花龙骨四钱，镜面朱砂四钱，老山明雄四钱，黄丹二钱，枯矾二钱，海螵蛸二钱，硼砂二钱，元明粉二钱。

用法：共为细末，面糊为丸，如麻子大。雄黄为衣，轻九丸，病重十九丸，温水吞服。

【审查意见】此方解毒、杀菌、止泻、止呕、通窍、导滞之功甚佳，霍乱症用之有效。

（8）保生慈航丹

主治：霍乱症心腹卒痛，呕吐下利，憎寒壮热，头痛眩晕，心腹痛，上下奔迫，甚则转筋者。

组成：苍术二两，雄黄七钱，沉香六钱，丁香一两，广木香一两，郁金一两，蟾酥四钱，麝香五分。

用法：共研细末，水泛为丸，朱砂为衣。每服五厘，开水送服。

【审查意见】此方温中止呕、舒达郁结，霍乱之属寒湿者，必能获效。

（9）神香散

主治：霍乱腹痛。

组成：丁香七粒，白豆蔻七粒；小腹痛者，加砂仁七粒。

用法：共为末，清汤调下。

【审查意见】此乃景岳之方，有调节神经、健胃去滞之功，非以专治霍乱，乃治神经性胃痛之方也。苟非属于寒湿凝滞病者，勿用。

（10）霍乱第十方

主治：绞肠痧霍乱。

治法：白矾三钱，敲成米粒大碎末，用阴阳水送下。再用针刺眉心、头顶心、中指尖，使出血，立愈。痧症腹痛，昏沉闷胀，取生芋艿食之，如非痧则难食，是痧则甘美，连食一个即愈。

【审查意见】此方为民间应用有效之单方。

（11）霍乱第十一方

主治：湿霍乱吐泻腹痛，寒热无汗。

组成：白术一钱，香薷一钱，青蒿三钱，茯苓五钱，陈皮二钱，砂仁一钱，川朴五分。

用法：水煎服，一剂即效。

【审查意见】此方乃三物香薷饮加减，有散暑和脾之效。治暑湿腹痛有功，湿霍乱亦可用之。

（12）霍乱第十二方

主治：霍乱转筋，肠腹绞痛，吐泻不止。

组成：五灵脂（钱大块明亮者），广藿香、姜炒黄连、净吴萸（水煎三日每日换水一次）、厚朴（姜炒）、广木香各五钱。

用法：共为细面，每服二钱，姜汤送下，日服二次。

【审查意见】此方对于所治病症可用，但呕吐由于胃热者，木香、吴萸、厚朴宜减轻用量。

5. 白喉

（1）自制噙化二妙膏

治法：用养阴清肺汤，水煎去渣，再煎成膏。加冰硼散一料，调匀，放于罐中，埋地内，七日取出。每用取一两或七八钱，含口内，渐渐溶化咽下，轻者一二次，重者三数次。其药品列下。

冰硼散：冰片钱，硼砂五钱，元明粉五钱，共研细末，听用。

养阴清肺汤：生地二两，丹皮六钱，白芍八钱，麦冬二钱，薄荷六钱，元参六钱，甘草六钱，川贝母六钱，霜桑叶四钱。

【审查意见】此方，以养阴清肺汤凉血滋液，合冰硼散之消炎解毒，用治白喉当能有效。

（2）白喉第二方

主治：（佚失）。

组成：生地半两，元参半两，川贝母二钱半，板蓝根三钱，真犀角二钱，金果兰三钱，赤芍三钱，薄荷三钱，霜桑叶三钱，橘红钱半，焦栀子三钱，生甘草钱半，竹叶一钱。

用法：上药水煎服，重者二剂收效。

【审查意见】此方有凉血、消炎、解毒之功，可资应用。

（3）白喉第三方

主治：喉中白块，或大热大渴，脉浮洪。

组成：银花二钱，连翘钱半，生枇杷叶三钱（去毛包），桑叶二钱，竹叶三钱，鲜苇茎五钱，橄榄五枚，木通一钱，瓜蒌皮钱半,川贝母三钱。

用法:水煎服,日进三剂。

【审查意见】此方乃治白喉之通行方,有清肺退热、解毒涤痰之效,可用。

(4) 白喉第四方

主治:白喉初起。

组成:薄荷叶三钱,连翘三钱,生石膏三钱,连皮甘草一钱,白菜汁一盅。

用法:水煎服。

加减法:汗出口渴,倍石膏减薄荷叶;呕加竹茹、芦根;衄血加生地、犀角;神昏谵语加莲心、元参;大便秘加硝黄;气虚加洋参、麦冬;无汗微渴,倍薄荷叶;斑疹加大青、元参、丹皮、生地、银花,倍连翘;咳加牛子、马兜铃、寸麦冬、桑叶;瘈疭加羚角、僵蚕;毒甚者,加人中黄,去甘草;毒气滞血,加桃仁、红花。

【审查意见】此方辛凉解表有功,白喉初起可用。

(5) 白喉第五方

主治:白喉,咽喉疼痛。

组成:银花三钱,元参三钱,板蓝根三钱,生地三钱,白芍三钱,牛膝钱半,川贝母二钱半,丹皮二钱,乳香一钱,没药一钱,羚羊角一钱,蝉蜕钱半,连翘二钱,薄荷一钱,葛根一钱,冰片六厘。

用法:水煎,温服。

【审查意见】此方乃神仙活命汤之加减,有清热凉血消毒之功,治白喉壮热口渴、烦躁、喉痛、舌苔黄、舌尖绛、谵语、神昏等有效。

(6) 白喉第六方

主治:白喉,喉痹喉壅,缠喉风等。

组成：真珠三钱，血竭三钱，川连五钱，儿茶五钱，雄黄五钱，梅片一钱，辰砂三钱，朴硝一两，麝香五分。

用法：研细贮瓶，吹于患处。

【审查意见】此方功能清凉，消炎，解毒，防腐，杀菌，用吹患部，当可减轻病势。

6. 痧症

（1）痧疫回春丹

主治：痧疫霍乱吐泻，及一切风暑阴阳红乌闷绞等痧。

组成：梅苍术一钱，雄黄七分，沉香六分，公丁香一钱，广木香一钱，郁金一钱，蟾酥五分，麝香二分。

用法：共研细末，水泛为丸，如桐子大，朱砂为衣。每服三分，空心开水送下。

【审查意见】此方有解毒辟秽、止呕舒郁之功，可用。

（2）神效救疫丹

主治：绞肠腹痛，四肢麻木，吐泻交作，霍乱转筋，螺疮吊脚，郁闷急痧（口渴甚，用阴阳水调服；口不渴，用藿香汤调服；口略渴者，用冬瓜汤调服一瓶，病轻用半瓶，搐鼻孔中及纳脐眼内。如遇极重之症，用全瓶放舌上吞下，此丹之功极大。虽死至一时许，尤可回生。小儿减半，孕妇忌服）。

组成：明腰黄五两，荜茇二钱，上梅片一钱，蟾酥钱二分，真朱砂三钱，原麝分半，晚蚕沙二两，明矾二两五半，鸡矢白二钱，月石一两，雄鼠矢一两，牙硝三两，煅太乙元精石二两，上安桂五钱，吴茱萸五钱。

用法：鸡矢用水凉过三次，晒干，再用瓦焙燥研末，余研细末，共合为散，装入瓶内，勿令泄气。每瓶装一分，外用雷公救急散灸脐穴数壮，再用做酒之辣蓼草浸烧酒揉擦两脚湾有效。如口渴以冬瓜煎汤代茶。在十二小时内，勿用米汤。

【审查意见】有强心解毒、通关顺气、收敛杀菌之功。治一切传染性疾患，每获良效。

(3) 救急丹

主治：痧症腹痛吐泻。

组成：赤金箔五十张，牙硝一两，雄黄一两五钱，朱砂一两五钱，梅片七分，明矾二钱五分，麝香六分二厘，荜茇五钱，硼砂五钱。

用法：共研细末，每服四厘。病重者加倍服之；病轻者以此丹点大眼角或撒肚脐中，膏药盖贴。

【审查意见】此方能清热燥湿，解毒杀菌，通关透窍，消炎镇痛，为一种夏令卫生药品，旅行居家不可不备。

(4) 痧症第四方

主治：痧症腹痛。

治法：食盐二斤炒热，以青布包，更换熨胸腹腰背，久熨之，气透即愈，或以葱熨亦可。再用盐一钱，置刀口上，烧红阴阳水调服。

【审查意见】按食盐之主要成分，为氯化钠、苦土、石灰等之盐化物，泻火润燥，清热滋肾，暖下收敛，镇痛觉醒有功。故此方治霍乱腹痛有效，唯其力不宏，不可恃以专任耳。其将盐烧红，阴阳水调服一方，颇有止吐和中之作用，在霍乱病中，应用颇广。

(5) 神应普济丹

组成：川大黄四两（四制，一姜制，一盐浸，一白矾浸，一酒浸，浸透九蒸九晒），元参三两（盐水浸透），紫苏三两（净末），葛根一两，柴胡一两，香薷一两，连翘一两三钱，白芷一两，防风一两，荆芥一两，藿香一两，黄芩二两（生酒各），枳壳一两，花粉二两，薄荷一两半，赤芍一两半，生草一两半（麸炒），威灵仙一两（酒炒），细辛三钱。

用法：共为细末，用嫩青蒿尖捣汁，和陈仓米糊为丸，重三钱，随症用引。

时行瘟疫，斑点紫黑，舌唇紫黑，用生大黄二三钱，石膏一二钱，煎服；斑疹红布，咽喉赤肿，用牛蒡子三钱，乌梅一钱，青黛三钱，桔梗三钱，甘草一钱，煎服；头疼发热无汗，葱姜引；身热有斑疹，升麻引；时行瘟疫大头瘟，用牛子、青黛引；疟疾，常山草果引；痢疾水泻腹痛，用木通引；孕妇身热发狂，用麦冬、竹叶引；伤寒发热恶寒，用葱姜引。

【审查意见】此方有发散解表清热、消暑凉血通下之功，治初起表里皆实之传染病甚良。

(6) 塘西痧药

主治：痧胀，痰厥，猝中寒暑，不省人事及惊风牙关紧急。

组成：苍术（色黑小有朱砂点者，米泔水浸软，切片，晒干，为末）三两，丁香六两，天麻（切片，焙干为末）三两六钱，蟾酥（好烧酒化，舌舐麻者即真）九钱，大黄（切片，晒干）六两，麻黄（去节，细挫，晒干）三两六钱，麝香三钱，甘草（去皮，微炒）二两四钱，雄黄三两六钱，朱砂三两六钱。

用法：共研细末，以蟾酥烧酒化为丸。药末不能粘胶，以糯米粥浆丸，如萝卜子大，朱砂为衣，晒干密贮。

中暑头痛，眼黑腹痛，不省人事，先用二丸研细，吹入鼻中，再将三丸纳于舌下觉麻，阴阳水送下或凉水亦可；中寒腹卒痛，睡卧不宁，手足厥冷，仍照前法服之；山岚瘴气触秽，口噙三丸，邪气不侵；感冒风寒，恶心头痛，腹满，风痰,照前服之;痈疽疔疮及蛇蝎毒虫所伤,捣末好酒调敷;痘疮不出,闭闷欲死,痰涎壅盛,用二丸研末,吹入鼻中,即苏。

【审查意见】此方去湿,解毒,避瘟,宣散,通窍有效,为卫生治疫之良剂,可资应用。

7. 疟疾

(1) 疟疾第一方

主治:(佚失)。

治法:用醋煮芫花五钱晒干,红枣二十五个去核。将芫花分置枣内,火焙干,未发时早一刻钟,令病人随便食之。轻者吃十数个可愈。

【审查意见】此方以涤痰为主,尚可试用。

(2) 疟疾第二方

主治:(佚失)。

组成:金鸡勒二两,炙鳖甲二两,炒黄芩一两,炒白术一两,炒白芍八钱,川芎七钱,草果一两半,槟榔一两半,上厚朴八钱,大乌梅四钱,常山一两酒炒,知母七钱酒炒,陈皮钱半,青皮钱半,银柴胡二两,枳实一两,甘草八钱,炒二丑两半,炒莱菔子两半,白芷一两。

用法:共碾细末,水泛为丸,如绿豆大。每服三钱,姜汤兑烧酒一尊送下。

【审查意见】治疟专剂,有效。

(3) 疟疾第三方

主治:无论远近,一日、间日、二三日以及胎疟。

组成:常山一钱五分,草果一钱,川贝、知母、香附各二钱,槟榔一钱六分,白芷、陈皮各八分,甘草一钱。

用法:于发日早晨煎沸,空心温服之,只需一盏立愈。

【审查意见】此乃常山饮加减,有去痰顺气、消食化积之效，治疟颇验。

（4）涤痰清热饮

主治：温疟痰厥，每日午时一作，至夜半止；或间日、五日一作不等，微有汗，四肢冰冷，两目直视，面色淡黯。

组成：犀角一钱，川贝三钱，瓜蒌三钱，石菖蒲七分，牛胆星七分，银花四钱，木通二钱，竹沥一两，姜汁一茶盅。

用法：上药先煎七味，以水三茶盅，煎留一茶盅，去渣，入竹沥姜汁再煎一二沸，温服。未发前一点钟，食远服，重者，再服一剂。

【审查意见】此方乃治温病之古方加减，有清热、去湿、化痰之功，非治疟专剂。

（5）半贝散

主治：疟疾。

治法：真川贝六两（去心，研细末），半夏四两（另研细末），二味于五月五日午时和合，入铜锅内，微火炒至嫩黄色，冷定装入瓷瓶，勿令泄气。每服一分五厘，生姜自然汁二三匙（半夏有毒，得生姜汁便解，姜汁必不可少），和药隔水炖热，在疟未来先一时服下，重者再服一次。戒食发物及南瓜、鸡蛋、芋芳等。

【审查意见】按本方治因痰食夹杂而来之疟，有效。

（6）疟疾第六方

主治：疟疾。

组成：花槟榔三钱，法半夏三钱，川贝母三钱，白芥子末二钱，酒炒常山二钱，面煨草果仁二钱。

用法：水煎，未发前一时兑酒冲服。小儿药量减半，研末甜酒冲服。

【审查意见】疟疾为一种麻拉利亚原虫侵入血液所致，

内受暑湿痰浊之停滞,外受风寒之感触为诱因,治法首宜杀灭疟疾原虫,次宜化痰清导。方中之槟榔、法夏、贝母、白芥子、常山、草果乃本症之专剂,按方服用当可收效。惟初发时,常山不可早用,因常山服后可将疟截止,必待发三四次后,服之方效。

8. 羊毛疔

(1) 羊毛疔第一方

组成:金银三钱,野菊花、蒲公英、紫背天葵子、紫花地丁各一钱二分。

用法:上药煎滚,加酒半杯于药水内,再滚热服,并服渣后,覆被取汗。

【审查意见】按:羊毛疔乃一种血液中毒病,此方有凉血、清热、解毒之功,用之有效。

9. 疫疹

解毒清热化斑汤

主治:各种斑疹,面燥目赤,头痛身热,气喘咳嗽,六脉浮数。

组成:生地三钱,连翘二钱,桔梗二钱,花粉钱半,薄荷钱半,知母二钱,元参钱半,木通钱半,栀芩钱半,川贝母钱半,真犀角五分,甘草一钱,条芩二钱。

用法:生姜为引(研犀角为末,另置碗内待用),水煎各药。待用以药汤冲犀角末,不拘时刻,随时服之。

【审查意见】此方有清热凉血、生津止渴、通络化毒之功,用于伤寒斑疹或温病发疹,能获良效。

10. 痢疾

(1) 痢疾第一方

主治:虚寒痢疾,时久不愈,体倦无力,食思不振。

组成:党参二钱,白术钱半,当归二钱,陈皮二钱,炙草一钱，黄芩二钱，升麻三分，柴胡五分，肉桂一钱，槟榔五分，引用大枣三枚，生姜三片。

用法：水煎服。

【审查意见】此方以温中、补脾、升提为主，对于虚寒久痢，尚属对证。

（2）痢疾第二方

组成：焦山楂五钱，焦槟榔三钱，寿眉茶五分。

用法：水煎服，赤白糖为引。

【审查意见】此系通行治痢单方，轻症有效。

（3）痢疾第三方

主治：热毒血痢，里急后重，脉洪大而有力。

组成：白头翁三钱，川黄连钱半，川黄柏钱半，南秦皮三钱，焦地榆三钱，炒槐花二钱，桃仁泥钱半，椿白皮钱半。

用法：水煎服。

【审查意见】此系古方加减，有凉血、清肠之效，赤痢用之最佳。

（4）痢疾第四方

主治：红白痢疾及噤口痢。

组成：油当归一两，枳壳一钱（麸炒）。

用法：水煎服。

加减法：红痢加黄连一钱，白痢加干姜一钱；噤口红痢加鲜石斛二钱；噤口白痢加炒谷芽八钱。

【审查意见】此方以和血导滞为主，对于单纯性之下痢，尚属可用。至于噤口痢，则非此所能胜任矣。

（5）痢疾第五方

主治：小儿噤口痢。

组成：山楂炭六钱，川黄连六钱，槟榔二钱，广藿香八分,川大黄二钱,净朴硝钱半,清竹茹三分,生姜、伏龙肝引,红白糖少许。

用法:水煎服。

【审查意见】此方有清热燥湿、消食导滞之功,实证可用。

(6) 痢疾第六方

主治:赤白痢疾。

组成:绿豆七个,胡椒七个。

用法:共捣细末,面糊为丸,放脐内,外贴膏药一张。

【审查意见】存疑,待试。

(7) 痢疾第七方

主治:(佚失)。

治法:新鲜莱菔菜,于立冬日多放瓦上,瓦上宜薄垫禾秆,庶不坏烂。任历风霜雨雪,一俟立春即取下,挂在过风处,愈陈愈好。或专煎水服,或用三五钱,入细茶同煎服,亦治喉中痹痛失音症。

【审查意见】莱菔生用,有增进肠管神经蠕动之力,并能宽中化痰、散瘀消食,故为治肠滞痢疾之经验单方。

(8) 痢疾第八方

主治:噤口痢。

治法:五谷虫焙黄,研末,黑糖拌匀,每服二三钱,新汲水送下。

【审查意见】五谷虫即粪中蛆,有清热毒、消疳积之效,为治噤口痢之通行单方,但重症恐力不胜任。

(9) 痢疾第九方

主治:小儿滞下,每夕数十次,食入即吐。

治法:以熟面作果,分作二片。以一片中空,用木鳖子三个,去壳捣如泥。入麝香三厘,填入果心,贴脐上,外以帕系定，用热鞋熨之。伺腹中作响，喉中知有香气，饮食能进，是夜痢灭大半，二三日渐愈。

【审查意见】此乃方荫山治小儿滞下之秘方，可试用之。

(10) 痢疾第十方

主治：红白痢疾腹痛者。

组成：车前子（炒研）二钱，厚朴、楂肉（炒）五钱，槟榔、陈皮、滑石、甘草、枳实、泽泻（炒）各一钱，红曲三钱，灯心草一撮。

用法：各药同煎，另以广木香六分冲服酒磨。

【审查意见】此方有燥湿导滞之效，治赤白痢疾，宜以杭芍易车前子方妥。

(11) 秘传痢疾散

组成：茅苍术一钱半，杏仁二两，川羌活二两，川乌一两，生大黄一两，熟大黄一两半，甘草一两半。

用法：共为细面，每服一钱，小儿减半；孕妇忌服。赤痢灯心汤下，白痢生姜汤下，水泻米汤下，噤口痢火腿煎汤下。一日服三四次，如重者，至多不过五六次，即愈。

【审查意见】功专燥湿，涤荡肠胃，可备应用。

(12) 痢疾第十二方

主治：赤痢便血，久不愈者。

组成：椿根皮四钱（焦），金银花二钱半，地榆炭二钱，红花一钱，当归二钱半，炙草五分。

用法：水五盅，加黄酒少许，煎八分，分三次，日三回，忌烧酒、辛辣三七日，即效。

【审查意见】此方有凉血活血、解毒止血之效，可用。

(13) 痢疾第十三方

主治：（佚失）。

组成：椿根皮一钱，当归五钱，莱菔子一钱，南红花二钱（酒炒），槐花五钱（炒）。

用法：各药共煎一处，空心服之。

【审查意见】红花破瘀之力最大，为产妇科要药，肠胃病用之不宜，可去之，加生地榆、杭芍、秦皮之类。再本方于痢疾初起者，不可服，因无消导通滞之品耳。

（14）痢疾第十四方

主治：不论红白痢疾，腹拧痛，后重溺少，欲便不便，肠鸣胀满等症。

组成：车前子二钱（炒研），槟榔、厚朴、陈皮、焦三仙三钱，泽泻、枳实各一钱，木香六分（冲），灯心一钱。

用法：水煎服。

【审查意见】通行方，有消导停滞之效，可用。

（15）香连导滞汤

主治：红白混淆痢疾。

组成：酒归身三钱，酒杭白芍三钱，莱菔子八钱，炒枳壳三钱，煨槟榔三钱，广木香八分，紫油朴二钱，萸制黄连五钱，粉甘草一钱。

用法：水煎，生姜汁一盅为引，早晚空心服之。

【审查意见】此方用于下痢赤白腹痛，里急后重有效。方中可加金银花，以解热毒，预防肠中溃烂，再加生地榆以凉血。若老年挟虚痢症，可酌加山药、参、芪之类。

11. 破伤风

（1）破伤风第一方

主治：（佚失）。

组成：头发一钱，人指甲一钱，真珠子一个，冰片五分，香油四两，官粉二钱。

用法：先将头发、珠子、指甲、冰片入油熬之九成，再入官粉，滴水内成珠即成，贴有伤处，效如神。

【审查意见】此方贴之外部伤处，有解毒之功，惟须兼内服方药，方可奏效。

12. 瘟疫

（1）瘟疫第一方

主治：瘟疫头痛，身热无汗，口渴心烦。

组成：火硝三钱，雄精三钱，麝香五分。

用法：共研细末，入瓷瓶内收贮，用时贴于大眼角内。

【审查意见】功专发热解毒通窍，对证用之甚宜。

（2）雄黄丸

主治：瘟疫咽喉闭塞及缠喉风。

组成：雄黄一两，郁金一两，巴豆十四个（去皮油），僵蚕一两，芒硝一两。

用法：各药共为末，醋煮为丸，如绿豆大，用时磨服三五分，吐痰即愈。

【审查意见】有解郁解毒通下之功，痰涌气塞者可用，体弱者宜慎。

（3）瘟疫第三方

主治：瘟疫初起吐血。

组成：当归尾三钱，炒白芍二钱半，大生地三钱，焦大黄二钱，黑芥穗钱半，侧柏叶三钱，南红花一钱，炒银花三钱，藕节三寸，山栀炭三钱。

用法：水煎服。

【审查意见】有凉血止血清热之效，若大便泻者，大黄宜去之。

（4）瘟疫第四方

主治：瘟症妄言妄语，身热，小便赤。

组成；金银花三钱，酒当归二钱半，黄芩一钱半，僵蚕一钱半，蝉蜕一钱半，生地二钱半，木通一钱半，山栀仁一钱半，竹叶一钱，甘草二钱，灯心一捻引。

用法：水煎服。

【审查意见】功专清凉解毒，可用。

（5）瘟疫第五方

主治：瘟疫流行，遍身斑疹。

组成：赤小豆半合，绿豆一合。

用法：共研细末，蜜水调敷患处。

【审查意见】此方有解毒之效，乃民间最普用者也。价廉效确，幸勿忽之。

（6）自制葛根薄荷露

主治：时疫（头痛发热）。

组成：葛根四钱，薄荷三钱，金银花三钱。

用法：用水煎二次，去渣，放罐中，埋地七日。临用时，温服两茶杯。

【审查意见】此方功专解表清热，有表证者可用。

（7）解毒消疫汤

主治：一切瘟疫湿热。

组成：川朴根一钱，槟榔二钱，黄芩三钱，粉草一钱，生白芍三钱，草果仁钱半，知母二钱，生石膏二钱，葛根一钱，柴胡一钱，鲜姜三片，灯心竹叶各一撮。

用法：水煎服。

【审查意见】此方有宣散清热、燥湿凉血之功，瘟症初起有效。

（8）镇邪避瘟丹

主治：桃花痊，瘟疫，梦与鬼交及鬼神缠身。

组成：虎头骨、朱砂、雄黄、鬼白、芫荑、藜芦、鬼箭羽、银朱以上各一两。

用法：共为细面，米糊为丸，如弹子大。用时，用绢囊盛一丸，系臂上。男左女右，或在病者室内烧之，立见奇效。

【审查意见】原方以药丸悬于臂上，能治瘟邪，乃迷信之言。宜烧之，吸取其气，有燥湿解毒杀虫之效也。

(9) 避瘟丹

主治：预防瘟疫时，以火烧烟，可免传染。

组成：乳香一两，苍术一两，细辛一两，甘松一两，川芎一两，真降香一两。

用法：共为细末，水泛为丸，如芡实大。临用时，以火烧之。

【审查意见】寒湿传染病流行时，可试用之。

(10) 瘟疫第十方

组成：乌梅七个，蜂蜜七钱，水二碗。

用法：煎汤服。

【审查意见】此方治口渴便秘最宜，非治瘟疫之主剂。

13. 黄疸

(1) 黄疸第一方

主治：(佚失)。

组成：白术、猪苓、泽泻、茵陈各一两，茯苓两半。

用法：共为末，开水调服五钱，每日三服，汗出或小便利自愈。

【审查意见】除湿利水，为治黄疸之通行方，可用。

(2) 黄疸第二方

主治：无故发黄。

组成：茵陈六钱，栀子一钱，生军一钱，枳实二钱，白术三钱。

用法：水煎，空心服。

【审查意见】通行方，有泻热燥湿之功，可资应用。

(3) 黄疸第三方

主治：（佚失）。

组成：茵陈三钱，薏仁三钱，茯苓二钱，车前子三钱，肉桂三钱。

用法：水煎连服四剂，黄去疸消后，再加白术一两，煎饮四剂痊愈。

【审查意见】有除湿利水之效，轻症可用。

(二) 时令病

1. 感冒

(1) 感冒第一方

主治：外感症，无汗，不论伤风、伤寒或时症。

组成：川乌、草乌、麻黄、伏姜、花椒各二两。

用法：以上共为细末，每用重一钱，再加生姜、生葱各三钱，共捣烂为丸，分男左女右握手心，用绷带固定之，随服后方催汗。

（内服方）薄荷一钱，黄茶叶一钱，烧核桃三个，葱白一钱，水煎服之。

【审查意见】此方有搜风发汗、散寒解表之功。治外感风寒，发热无汗者，用之有效。

(2) 感冒第二方

组成：麻黄一钱，绿豆三钱，灶心土三钱。

用法：以上三味，同煎服之，取汗，汗出粘手即愈。

【审查意见】麻黄发汗解散，绿豆清热解毒，凡外感症之初起，发热、头痛、恶寒者，由风寒侵袭肌表，汗不得出也。服麻黄以发汗，绿豆以清热，即汗出热退，诸症自愈。至灶心土用以治呕逆有效，方中加之，当有此症，若轻症感冒，不兼咳逆呕吐等症者，即灶心土可以去之。

2. 伤暑

（1）伤暑第一方

主治：伤暑咳嗽发热，吐痰，气逆，胸闷。

组成：牛蒡子钱半，银花二钱，连翘二钱，川贝母钱半，杜兜铃钱半，杏仁二钱，瓜蒌皮二钱，桔梗二钱半，冬桑叶三钱，滁菊花二钱，鲜枇杷叶五钱（去毛抽筋）。

用法：水煎服。

【审查意见】此方是清凉解暑、祛痰治咳、润肺降气之剂，对于原件所主病症，用之有效。

3. 温热发斑

（1）温热发斑第一方

主治：温热发斑，热亢斑盛。

组成：大青三钱，犀角五分，山栀二钱，丹皮钱半，黄芩二钱，赤芍钱半，滑石三钱，生地三钱。

用法：水煎，空心服。

【审查意见】大青、犀角为解毒清热之品，方中佐以栀子、丹皮、黄芩等诸清热凉血药，治发斑体温亢盛之症当效。但此乃大寒之剂，除天行热病外，不可施用。再，脾胃虚弱者，亦勿轻投。

4. 伤寒

（1）伤寒第一方

主治：阴证伤寒。

组成：葱八钱，麦麸一斤，干姜八两，盐一斤。

用法：共炒热，用布包熨脐，稍冷再炒熨之，以手足暖至有脉为度。

【审查意见】有温中逐寒之效，阴证伤寒可用。

（2）伤寒第二方

主治：瘟疫伤寒，胃口胀闷。

一、内科

治法：上好蒸酒炖热，将布二块，蘸酒自胸向下擦抹，如布冷更换，以大便通顺为度。

【审查意见】此方有温中之效，治胃口胀闷疼痛，外用有效，惟治瘟疫伤寒，恐效不确。

（3）伤寒第三方

主治：伤寒舌脱寸余。

治法：梅花冰片半分，为末掺之。

【审查意见】有消炎收缩舌筋之功，可用。

（4）避瘟丹

主治：时令伤寒，瘟疫疟痢。

组成：紫苏二两，香附四两（童便醋盐酒四制），苍术二两（土炒），麦冬三两（去心），木香一两（忌火），白扁豆二两（炒黄），雄黄五钱（研末），荷二两，管仲八两（洗净），连翘二两，山楂肉二两（炒黑），广藿香叶一两（炒研），降香末三两。

用法：共为细末，用姜一斤捣汁，拌入药内，炼蜜为丸，朱砂飞净为衣。每丸重二钱，时症伤寒，山楂、薄荷汤下；疟疾，柴胡、陈皮汤下；痢疾赤者，当归汤下；白者，淡姜汤下。

【审查意见】此方有宣散风寒，顺气去湿之功，为防疫之良方。

（5）金鱼蝼蛄散

主治：各种热病及伤寒暑温之发热，口鼻气热多语。

组成：红色金鱼大者二条、蝼蛄（俗名土狗）五个（大人约二至三日量）。

用法：先将金鱼晒干，入土锅中，中等火焙烧，（须存性）压研为末。再将蝼蛄洗净，串刺于竹箴上，远火内烧黑，研碎为末，各别贮于玻璃瓶中，密封置于干凉处待用。

金鱼分量，倍于蝼蛄，用时混合，一日二回，每服一匙，温开水调服。

【审查意见】此方乃日本民间验方，有效与否，尚待试验，蝼蛄乃利水专剂，用治热病口鼻气热不切。

(三) 呼吸器病

1. 肺痨

(1) 肺痨第一方

主治：肺痨潮热盗汗。

组成：炒白芍三钱，粉丹皮钱半，地骨皮三钱，天花粉三钱，生牡蛎二钱，淮小麦三钱，龟板三钱，大生地三钱。

用法：水煎，空心服。

【审查意见】此方有清热滋阴收涩之功，痨症身热盗汗，可用。若服药汗仍不止者，可倍用白芍、牡蛎，并酌加山萸肉。

(2) 肺痨第二方

主治：(佚失)。

组成：肥羯羊全肺一个带柄，肥白及一两（研细面）。

用法：先将现杀羊肺取回，勿用水洗，只将此肺放砂锅内，用水煮熟。将煎汤另放瓷器内，每日临睡勿言。将此羊肺切成薄片，沾白及面先吃数片，然后再将肺汤温饮半杯。病轻者，一副必愈；病重者，再服羊肝一具，照前法制之。

【审查意见】补肺专药，治肺痨有效，可资选用。

(3) 肺痨第三方

主治：骨蒸，痨热，羸弱，神疲，腰脊酸痛，四肢痿软，遗精，吐血，咳逆，嗽痰一切阴虚火动之症。

组成：枇杷叶五十片（刷去毛鲜者尤良，咳甚者多加，不咳勿用），红莲子四两（不去心皮），梨二个（大而味甘者良，去心皮切片），大枣八两（同煮去皮），炼白蜜一两

（便燥多加，泄泻勿用）。

用法：先将枇杷叶放砂锅内，甜水煎极透，去渣，以绢沥取清汁后，将果枣同拌入锅，铺平，以枇杷叶汁淹之。不咳者，但以甜水淹之盖好，煮半炷香，翻面再煮半炷香，收盖罐内。每日随意温热，连汁食之。冬月可多制，夏须逐日制小料也。

加减法：咳嗽多痰，加真川贝一两，研极细，起锅时加入，滚一二沸即收，吐血以藕节捣汁同煮。

【审查意见】有镇咳清热之功，可备用。

（4）肺痨第四方

主治：虚弱肺痨症。

组成：人参、白术各五钱，炒枣仁、甘枸杞、麦冬、白芍、归身、二地各两半，青蒿、炙鳖甲、炙草、牡蛎、丹皮、花粉各五钱，云苓一两。

用法：共为末，猪肺、羊肝各一具，将药分开装入肺肝中，煮熟取置瓦上焙干，研末和匀，白蜜为丸，椒目大。每食前服三钱，淡盐汤送下。

【审查意见】滋阴清热，补肺益气，肺痨症有效。

（5）新订清肺饮

主治：肺结核咳嗽，痰喘，胸痞闷，动则身热汗出。

组成：全瓜蒌汁一杯（另冲），佛手露一杯（另冲），川贝母二钱，薤白汁一酒盅（另冲），炙白前钱半，生杭芍二钱，枇杷叶三钱布包、大麦冬三钱，炙百部钱半，冬青子三钱，白茅根二钱，小蓟炭二钱，鲜生地五钱。

用法：上药作煎剂，去渣澄清，入瓜蒌汁、佛手露、薤白汁冲匀温服。

【审查意见】有清热止嗽之效，可资应用。

(6) 肺痨第六方

主治：专治肺痨咳嗽有痰，肺部作痛，吐血，内热等症。

组成：制乳没各钱，犀角一钱，牛黄二分，麝香二分，光三七末五分，桔梗一钱，川浙贝各钱，白附子三分，紫菀一钱，白及一钱，西洋参一钱，白前一钱，钟乳石三分，苏子一钱。

用法：各研细末，每服一分，生苡米、生山药各三钱，煎汤送下。食后服二次，口渴加花粉三钱，天麦冬各二钱，煎汤送。

【审查意见】肺痨专剂，有补肺化痰、止血止痛、降气定喘之效，可资应用。

(7) 肺痨第七方

主治：肺痨唾血，疲乏，食少，发热，咳嗽，盗汗，发喘等症。

治法：用生小黑豆嚼食，初食以十粒为度。食一月后，自初一起，日增一粒，至十五日后，日减一粒，嗣后每月加十粒，再后者以此类推。同时，病练八段锦拳术，早晚各一次，均以不见太阳为准，唯须有恒。初练极难受，可勉强为之，过十数日后，自觉舒畅，百络随和，渐渐强健矣。

【审查意见】小黑豆俗名马料豆，按豆类含有植物性蛋白质，脂肪最多。但消化不易，须细嚼咽之，食之有益。书载马料豆有补肾之功，合何首乌、旱莲草治蒸熟。于肺痨症之唾血、发热、咳嗽、盗汗、发喘等症，恐非食此一味，即能全治也。至锻炼拳术，与身体大有补益，可以行之。

(8) 肺痨第八方

主治：虚痨咳嗽，发烧，饮食减少，精神欠缺。

组成：吉林参钱半，云苓钱半，生地二钱，杭芍二钱，当归三钱半，地骨皮二钱，丹皮钱半，百合三钱，紫菀三钱（炙），天冬二钱，桔梗半钱，砂仁一钱，橘红八分。

用法：水煎服。

【审查意见】此乃强壮退热、制咳之剂，可用。但热退即可去生地，因生地一经煎熬，其汁浆粘腻，殊不宜于消化器也。

（9）骨蒸丹

主治：骨蒸初起，无汗发热，骨节酸楚。

组成：血余二两，马料豆四两，黑芝麻四两。

用法：以上三味，分别烧炭存性，混合研匀。每次用量二钱，以荞麦秆五钱煎水，临睡时送服。

【审查意见】芝麻补虚弱益气力，能填精益髓。血余、马料豆均有补肾之功，于骨蒸劳弱症可用，但脾胃虚弱及大便滑泻者须忌之。

（10）救痨杀虫丸

主治：（佚失）。

组成：鬼箭三钱，鳖甲一两，地栗粉半斤，生首乌半斤，熟地半斤，神曲二两，白薇三两，人参五钱，柴胡五钱，鹿角霜六钱，地骨皮五钱，沙参五两。

用法：为细末，炼蜜为丸，如梧子大。每服五钱，一日二次。

【审查意见】有滋补清热、开胃消痰止嗽之功，可用。

2. 肺痈

（1）肺痈第一方

主治：肺痈（肺坏疽），咳唾脓血恶臭。

组成：生黄芪四钱，鹅管石三钱（研），白石英二钱（研），甘草节二钱，广橘络二钱，苦桔梗三钱，葶苈子钱半，炙杷叶钱半（布包），炙紫菀二钱，辽五味三钱，浙川贝四钱，辽沙参三钱，炒天冬钱半。

用法：引胡麻三钱煎温服。

【审查意见】肺痈者，肺脏感受郁热，郁久成痈。治之之法，清热解毒，化腐生肌之品，在所必需。方中葶苈子、白石英，虽同为治肺痈之专剂，但不宜久用，他如三七之化瘀解毒，丹参之清热活血，乳香没药之消肿止痛，均可酌加，当能有效。鹅管石即钟乳石之别名。

（2）肺痈第二方

主治：久嗽成肺痈。

组成：苡仁三钱，百合五钱。

用法：煮粥每日饮之，日久神效。

【审查意见】通行方，对症有效。

3. 肺痿

（1）肺痿第一方

主治：阴亏火旺，肺痿，咳血，骨蒸，盗汗。

组成：西洋参三钱，黄柏（盐酒拌新瓦上炒褐色）钱半，知母（去皮盐水炒）钱半，牡蛎三钱，广三七（冲），胶珠三钱，熟地二钱，龟板（炙黄）二钱。

用法：水煎服。

【审查意见】此方有滋阴退热、收涩止血之功，可用。

4. 呼吸困难

（1）舒胸顺气汤

主治：专治胸闷气不顺，常有噫气之症。

组成：瓜蒌三钱，炒枳壳五分，川朴根八分，广皮钱半，落水沉香一钱，薤白三钱，覆花钱半（布包），蜜半夏三钱，槟榔一钱，生姜三片。

用法：煎服。

【审查意见】此方功能宣通疏利，开胸顺气，可资应用。

(2) 开胸顺气汤

主治：专治胸膈不利之症。

组成：瓜蒌三钱，炒枳壳五分，落水沉香一钱，川朴根八分，广皮钱半，草果仁钱半，薤白三钱，蜜半夏三钱，槟榔一钱，粉草一钱，鲜姜三片。

用法：水煎服。

【审查意见】此与前方功用相同，加草果兼能消食破积，甘草以缓和驱痰，可资应用。

(3) 呼吸困难第三方

主治：因虚生痰，胸闷不舒，食欲不振。

组成：姜半夏二钱，广陈皮钱半，炒神曲二钱，炒麦芽钱半，桔梗一钱，炒枳壳一钱，于白术钱半，潞参二钱半。

用法：水煎饭后服。

【审查意见】此乃茯苓半夏汤加减，治胃弱身重有痰、恶心欲吐、胸闷不欲食者，有效。

(4) 呼吸困难第四方

主治：痰气结。

组成：梨汁一盅，姜汁、白蜜各半盅，薄荷三钱。

用法：研细末，和水煮数沸服之。

【审查意见】此方有豁痰利气之功，可资应用。

5. 咳血

(1) 咳血第一方

治法：天冬一两，紫菀一两，生地炭一两，藕节三个为引，水煎服。

【审查意见】此方有清肺、凉血、止血之功，肺热者可用。

(2) 咳血第二方

主治：（佚失）。

组成：化橘红二钱，天花粉三钱，元参二钱，甘草一钱，川贝母一钱，藕节三个，梨一个切片。

用法：同煎，水三盅，煎八分，饭后温服。

【审查意见】有清热止血化痰之功，可备应用。

(3) 咳血第三方

主治：(佚失)。

治法：款冬花五钱（蜜炙，焙干为末），川贝母五钱（为面），生蜂蜜一斤，用砂锅熬，并将前药面入内，再熬开为止。每早空心服一羹匙，用白开水送下。

【审查意见】咳嗽吐血可用。

(4) 咳血第四方

主治：肺病咯血，气弱血亏。

治法：大黑枣一斤，莲子肉三斤。

用法：将大黑枣装红布袋内，用丝密缝，浸童便内（此物须积满一桶）。如童便难取，法用糖水教小孩饮之，自得；若再难取时，改用普通小便亦可，然总不及此物也。至七昼夜取出，漂浸去皮核，另用莲子肉磨成粉，捣和为丸，如桐子大。每早开水送下，三钱。

【审查意见】此调补通剂，有滞腻之弊，于消化有碍。脾胃强壮者，不妨少用试之。

(5) 止血散

主治：专治肺胃出血。

组成：枣蘑菇、槐蘑菇各等分。

用法：共为细末，每服二钱，白水送。

【审查意见】蘑菇，书载有理血之功。本方是否有效，尚待试验。

(6) 咳血第六方

主治：咯痰带血。

组成：百合五钱，款冬花三钱，紫菀钱半，胶珠三钱，白及末一钱另冲。

用法：空心煎服。

【审查意见】款冬花治肺病咳嗽和平无忌，与百合同用，润而兼补；紫菀消痰止嗽；胶珠、白及同为止血专药。本方于肺病喘咳，痰中带血者，可用之。

6. 咳嗽

（1）山贝化痰汤

主治：肺燥脾虚，咳嗽久不愈者。

组成：怀山药一两半，紫菀三钱，川贝母三钱，于白术三钱，姜半夏钱半，百合五钱。

用法：水煎，早晚空心服。

【审查意见】功专润肺健胃有效。

（2）咳嗽第二方

主治：咳嗽有痰。

组成：川贝母三钱（去心），姜制厚朴二钱，广橘红钱半，白云苓三钱，瓜蒌霜二钱，苦桔梗钱半。

用法：水煎，空心温服。

【审查意见】贝母祛痰清热，瓜蒌润肺消痰，二者同为祛痰治咳之要药。方中佐以消积利气之品，于胸膈不舒之痰咳者，可用。

（3）咳嗽第三方

主治：（佚失）。

治法：生姜、赤糖各等分，共捣如泥，贮罐中（开口），放于高处（房上），晒三伏，空心开水冲服，每日二三钱。

【审查意见】此乃治咳嗽之简便单方，但以贮罐中晒三伏，难免不洁物侵入，实属不妥，可用纸固封晒之，亦无减于功效也。

(4) 咳嗽第四方

主治：专治冬令每年日久咳嗽，昼夜不眠。

组成：罂粟壳四两，北五味子三钱，炒熟杏仁五钱（去皮），枯矾二钱。

用法：上药共为细末，炼蜜为丸，梧桐子大。每服二十丸，用开水送下。

【审查意见】本方功专收敛，于咳嗽初起及有外邪者均为大忌，有痰者可少佐半夏。

(5) 清肺退热饮

主治：疹痦后喘咳发热不退。

组成：北沙参三钱，麦冬三钱，白茅根二钱，川贝三钱，杏仁三钱，知母二钱，丹皮二钱，白薇钱半，百合二钱，六一散三钱，枇杷叶二钱，川郁金三钱。

用法：煮汁滤清，代茶频服。

【审查意见】有润肺生津、镇咳定喘之效，可用。沙参用鲜者，其力较伟。

(6) 咳嗽第六方

主治：治远日肺热咳嗽，发热不退。

组成：化橘红二钱，川贝母八分，前胡钱半，桔梗二钱，瓜蒌皮二钱半，炙桑皮二钱，炒枳壳五分，炒杏仁五分，半夏曲钱半，净薤白二钱，广木香八分，炙草八分，白芥子八分，苏梗一钱。

用法：水煎服。

【审查意见】方中桑皮，于外感咳嗽不宜，感冒风寒者，宜减去之。

(7) 自制如神散

主治：慢性咳嗽。

组成：罂粟壳四两（酒炒），杏仁二两，五味子一两

一、内科

（焙干）。

用法：共为细末，每服二钱，白汤送下。

【审查意见】罂粟含有吗啡、可待因等成分，有镇咳之作用。杏仁、五味子亦均为镇咳祛痰要药，合而用之，定能获效。

（8）咳嗽第八方

组成：红肖梨斤半，好白糖五两，白冰糖五两，川贝母五两，大烟泡一个。

用法：将梨不见铁器捣烂拧汁，合糖药熬如糖饧相似。早晚开水冲一羹匙喝之。

【审查意见】利痰，止嗽，清热有效。

（9）咳嗽第九方

主治：（佚失）。

组成：川贝母、茯苓、薏米、麦冬各一钱，陈皮、山楂肉各八分，前胡、百合、杏仁、冬花各八分，法半夏七分，甘草五分，生姜三片，灯心十四寸作引。

用法：水煎服。

【审查意见】本方脾胃有湿、肺部有痰者可用。

（10）咳嗽第十方

主治：专治年久咳嗽。

治法：扁柏叶、红枣，煎浓汤代茶，时时饮之。另用百合四两，冰糖四钱，早晚蒸服。

【审查意见】此方有去风、润肺、止嗽之效，可用。

（11）咳嗽第十一方

主治：痨嗽。

治法：贝母、冰糖各二两，研末，每早开水调鸡子清服三钱。

【审查意见】干咳嗽用之有效，对于痨嗽不宜。

（12）咳嗽第十二方

主治：老年久嗽不能卧。

组成：猪板油、糯米糖、蜂蜜各四两。

用法：共熬成膏，每服一匙，口中噙化。

【审查意见】宜加罂粟壳五钱，共煎成膏，服之有效。

7. 哮喘

（1）麻杏降逆汤

主治：（佚失）。

组成：麻黄三分，杏仁泥钱半，半夏二钱，代赭石二钱，全瓜蒌三钱，白前二钱，五味子一钱，白术一钱，云苓二钱。

用法：水煎，饭后服。

【审查意见】治喘有效。

（2）哮喘第二方

主治：肺胀痰喘。

组成：甜葶苈（炒），川贝母各一两，二丑共五钱，杏仁五钱。

用法：共研细蜜丸，如梧子大。空心每服三钱，白水或姜汤下，虚人枣汤下。

【审查意见】治喘专剂，实者可用。

（3）定吼丸

主治：（佚失）。

组成：南沙参三两，豆豉三两，炒苏子五两，杏仁五两，橘红二两，法半夏三两，桑皮五两，浙贝母五两，白芥子两，瓜蒌皮三两，莱菔子二两。

用法：上药混合共研细末，水泛为丸，如桐子大。成人每服五钱，小孩减半，食后开水送服。

一、内科

(4) 痰哮第四方

组成：紫菀、冬花各二两，麻黄、细辛各五钱，南星、干姜、半夏、白矾各一两，牙皂、川椒各三钱，杏仁八钱，炙草一两。

用法：上药为细面，神曲糊丸。每服一钱，开水送下。

加减法：热者加石膏熟军，痰甚者加风化硝，肺虚加五味子。

【审查意见】本方用治痰喘有效，但方中细辛用量嫌大，盖细辛虽有镇静之功，过用即有麻痹肺脏之弊，以减半用之为当。

(5) 皂角丸

主治：喘息咳嗽不休，坐卧不能。

治法：皂角一味，去皮为末，水泛为丸，如梧桐子大，临症听用。

【审查意见】此古方，治咳逆上气，唾浊不得卧有效。

(6) 哮喘第六方

主治：(佚失)。

治法：葶苈子三钱（炒黄），罂粟壳二五，痰多加姜汁五钱，水煎，食前服，日一次，连服二剂，即愈。

【审查意见】有蓄水喘咳，不得卧者，可用。

(7) 哮喘第七方

组成：麻黄二钱，杏仁三钱，石膏三钱，粟壳二钱，甘草一钱。

用法：大叶茶为引，水煎服。

【审查意见】此方有祛痰、定喘、清热之效，可备应用。

(8) 哮喘第八方

主治：失音声哑，哮喘，喉中似有异物。

组成：桔梗二钱，远志二钱，萝卜子一钱。

用法：水煎，空心温服。

【审查意见】三药皆祛痰之品，无痰者不宜。

（9）鱼蒜松梅散

主治：肺炎气管加答儿，发热，喘嗽，胸闷，头痛，呼吸困难，唾痰（在初起者）。

组成：金鱼一大条，大蒜独生者五枚，松叶一握，梅干十个。

用法：一方加全瓜蒌一个，枇杷叶十枚去毛，同上烧黑，先将金鱼入小土器中，黏土封固，置炉火内烧之。大蒜松叶入土锅中烧之，梅干入火中烧之，均须存性，研为细末。混合盛于玻璃瓶内，置干凉处听用。服法每日二次，每服一匙，温开水调下。如感冒性肺炎，苏叶煎汤下。

【审查意见】有清热、祛痰、镇咳之功，可用。

（四）消化器病

1. 胃痛

（1）胃痛第一方

主治：胃中气疼。

组成：木香八分（另包），香附钱半，乌药钱半，甘草一钱，姜黄五分，陈皮钱，厚朴钱半，枳实钱半。

用法：水煎服。

【审查意见】此方有行气、导滞、散寒之效，食滞作痛者，可用。

（2）荔香散

主治：胃脘当心而痛，或气或寒，触而屡发者。

组成：荔枝核（炒微焦）一分，木香七分。

用法：为末，以清汤或酒服一钱许，数服可除根。

【审查意见】散寒止痛，可资应用。

（3）胃痛第三方

主治：血气心痛。

组成：延胡索三钱，良姜五分，草果仁钱，灵脂钱半，没药钱，川郁金二钱，橘皮一钱。

用法：水煎，空心服。

【审查意见】此方有温中散寒、行瘀导滞及止痛之功，应用于寒滞瘀结作痛者，有效。

（4）胃痛第四方

主治：胃脘痛。

组成：五灵脂三钱，广郁金钱半，砂仁一钱，广木香八分，制乳没各钱半。

用法：食前，水煎服。

【审查意见】此方有行瘀导滞、温胃止痛之功，可备应用。

（5）胃痛第五方

主治：心口疼痛难忍。

组成：炒萸连一钱，采芸曲二钱，姜朴一钱，槟榔二钱，制香附二钱，广木香五分。

用法：水煎，空心服。

【审查意见】此方功能舒达滞气，消导停食，可用。

（6）胃痛第六方

主治：胃气痛。

组成：草果一钱，元胡一钱，灵脂二钱，乳香钱半，没药钱半，陈皮一钱，甘草钱，厚朴一钱，枳实一钱，菖蒲一钱，姜黄一钱。

用法：水煎服。

【审查意见】有破瘀、化滞、止痛之效，胃脘瘀滞作痛者可用。

(7) 胃痛第七方

主治：卒心痛。

组成：桂枝、元胡、五灵脂、当归各五钱。

用法：共研末，蜜丸，如梧子大。每服二十丸，食前，陈皮汤送下。

【审查意见】此方有逐瘀散寒之作用，对于滞血凝之症，用之有效。

(8) 胃痛第八方

主治：心痛不可忍。

组成：丁香五钱，良姜二两，茴香一两半，甘草一两半。

用法：为末，每服二钱，不拘时，以沸水送下。

【审查意见】寒证有效。

(9) 胃痛第九方

主治：寒气凝滞，心胃疼痛。

组成：广皮钱半，半夏二钱，枳壳一钱，紫朴钱半，藿香钱半，木香钱半，砂仁五分，香附一钱，炙草五分。

用法：生姜为引，加干姜五分，桂心五分，胁痛加白芍、柴胡，腹痛加元胡，水煎，食远服。

【审查意见】通行方，有行气、散寒、化滞之功，可用。

(10) 胃痛第十方

主治：胃痛。

组成：良姜三钱，槟榔三钱，胡椒五分。

用法：共为细末，每服一钱。

【审查意见】胃寒凝滞而痛者，可用。

(11) 胃痛第十一方

主治：心口寒痛。

组成：香附二两，良姜一两，小茴香五钱，炒白芍五钱。

用法：以上共为细面，黄酒冲服，红糖为引，每痛时服一钱，过一点钟，痛不止再服，以不痛为止。

【审查意见】良附丸治胃痛，乃古传之验方。加白芍尚无不合，小茴香性质温燥，苟非有寒者，宜去之。

(12) 胃痛第十二方

主治：胃气疼。

治法：用蒸酒二两，赤砂糖半两混合一处，将酒点着，俟热熄灭，饮之。

【审查意见】此系乡间最常用之单方，胃寒作痛者，用之有效。

(13) 胃痛第十三方

主治：气滞心痛。

组成：香附一钱（盐炒），元胡一钱（酒炒），广砂仁一钱，南沉香五分，炙甘草一钱。

用法：水煎服。

【审查意见】此方温中行气之功甚著，对于原件主治病症，必能有效。

(14) 反元丹

主治：胃腑寒结疼痛。

治法：铅铁、硫黄各等分，入锅内，慢火炒成珠。冷透，出尽火毒，再炒成粉，收入瓶内。过七日再用，每服三分，开水送下。

【审查意见】有破结祛寒之功，寒证可用。

(15) 胃痛第十五方

主治：（佚失）。

组成：白古月十粒，甜杏仁五粒，红枣一枚。

用法：共捣匀，热汤冲服即止。

【审查意见】按：胡椒温中开胃，主胃寒痛；甜杏仁能降胃气，与大枣合用对于冷气动逆之胃痛，可资应用。

2. 吞酸

（1）吞酸第一方

主治：胃热吞酸。

组成：北沙参钱半，元胡索一钱（盐炒），川芎六分，生姜一钱，川楝子一钱，橘红衣一钱（盐水炒），栀皮一钱（炒），麦冬一钱，苦桔梗一钱，知母一钱，甘草五分。有痰者，加竹茹、法半夏各一钱。

用法：水煎，温服。

【审查意见】此方虽极普通，但于胃热之吞酸症，必能有效。若加川连五分，吴萸三分，见效尤捷。

（2）苍神煎

主治：脘胃吞酸。

组成：茅苍术三钱（泔浸炒），炒神曲五钱，川干姜二钱，如嗳腐，可加广砂仁二钱，藿香钱半。

用法：水煎，食远服，忌生冷食物。

【审查意见】寒湿郁遏、宿食停滞者，可用。

3. 消化不良

（1）消化不良第一方

主治：脾胃虚弱，消化不良，面黄肌瘦，泄泻。

组成：人参一钱，白术二钱，山药三钱，莲肉二钱，薏仁二钱，建曲钱半，茯苓三钱。

用法：水煎服。

【审查意见】此方系健胃强壮合剂，脾虚消化不良者，用之有效。

（2）消化不良第二方

主治：消化不良，胸闷，咳嗽，胁痛等症。

组成：瓜蒌三钱，枳壳钱半，半夏二钱，青皮三钱，乌药二钱，炒五谷虫三钱，炒鸡内金三钱，制槟榔一钱，款冬藤三钱，贝母二钱。

用法：生姜三片为引。水煎，温服。

【审查意见】有健胃消导、宽膈、祛痰宁嗽之功，对证可用。

(3) 消化不良第三方

主治：消化不良，吞酸嗳气，腹满放臭气者。

组成：炒枳实二钱，川厚朴二钱，生军块二钱半，杭白芍三钱，陈皮一钱，炒五谷虫三钱，生鸡内金三钱，焦三仙三钱。

用法：水煎，元明粉一钱，冲服。

【审查意见】此方消导通便之功，甚为有力，实证宜之。

(4) 消化不良第四方

主治：阴虚脾弱，食欲不振。

组成：熟地三两，生地三两，麦冬三两，白芍三两，西洋参二两，鸡内金二两，陈皮一两，焦三仙三两。

用法：上药为末，炼蜜为丸，如桐子大，每服五钱，开水送下。

【审查意见】阴虚液亏者，此方可用，兼见食欲不振者，宜酌加香砂、白术、芡实、莲肉等以健脾消导之。

(5) 消化不良第五方

主治：气血不足，肝肾气上冲，饮食不思。

组成：焦白术一两，广皮五钱，拣砂仁四钱，炮姜五钱，附子三钱，焦楂八钱，枳实四钱，广木香二钱半，紫厚朴四钱，当归两，台党参两半，神曲一两，麦芽二钱。

用法：共为细末，炼蜜成丸。每天早服三钱，盐水送下。

【审查意见】通行方,有补助消化温肾健脾之功,寒证可用。

4. 梅核气

(1) 梅核气第一方

主治:梅核气膈气。

治法:取半青半黄梅子,每个用盐一两,腌一日夜,晒干,又浸又晒,至水尽乃止。用青钱三枚,夹二梅,麻线缚定,装罐内。封埋地下。百日取出,每用一枚,含之咽汁,入喉即消。收一年者治一人,二年者治二人,其妙绝伦。

【审查意见】青梅食盐,有化痰消炎之功,尚可试用。

5. 吐血

(1) 吐血第一方

主治:吐血气逆呕吐。

组成:全当归四钱(酒洗),杭白芍三钱(炒),血丹参三钱,浙贝母钱二分,代赭石二钱(煅),煅磁石一钱,生蒲黄钱二分,粉甘草一钱。

用法:乌梅引,水煎服。

【审查意见】此方以和血凉血、祛痰降逆为主,更加以酸敛之品,用治吐血,必能收效。

(2) 吐血第二方

组成:杭芍炭三钱,地榆炭二钱,全当归三钱,干姜炭一钱,炒杜仲三钱,荆芥炭八分,乌梅炭二钱,炙甘草二钱,汉三七五分。

用法:引用棕灰五分,或童便,水煎服。

【审查意见】此方利用诸种炭剂之吸收作用,以治吐血,必能获效。惟姜炭性温,内热证宜去之。

(3) 吐血第三方

主治:(佚失)

治法：用藕节为末，加入炒蒲黄三钱，小儿胎发烧灰存性三钱，水煎服。

【审查意见】有止血行瘀之功，可用。若再加入降逆之品，取效更捷矣。

(4) 吐血第四方

主治：（佚失）。

组成：侧柏叶二钱，藕节三钱，阿胶珠五钱，三七五分，桃仁泥二钱，郁金二钱，灶心土三钱，童便一盅，煎成兑入。

用法：以百劳水煎之，饭前温服。

【审查意见】有止血、活血、降逆之效，为治胃出血病稳妥之方。

(5) 吐血第五方

主治：（佚失）。

组成：生地黄五钱，焦地榆三钱，贡阿胶五钱，姜炭六分，当归身二钱，粉丹皮二钱，羊不吃草二钱。

用法：水煎，空心服。

【审查意见】有止血之效，可用。

(6) 吐血第六方

主治：（佚失）。

治法：鲜生地汁三茶杯，生军末二钱，上二味先煎生地汁三滚，加大黄末调和，空心服之。

【审查意见】此方清凉降逆之功甚大，应用于胃中实热之吐血，必获殊效。

(7) 吐血第七方

主治：（佚失）。

治法：白石榴花三朵、藕节五个，上二味净水同煎备用；另取胎发一团，煅炭存性，冲服立止。如加童便半茶杯，同服尤妙。

【审查意见】有收敛及止血之效，单纯性之吐血，可用。

(8) 吐血第八方

主治：(佚失)。

组成：醋蕲艾钱，醋泽兰二钱，汉三七二钱，真阿胶六钱，全当归五钱。

用法：水煎服。

【审查意见】此方有行血止血之效。胃吐血症，原因甚多，本症主治既未述明，临床宜酌病情用之可也。

(9) 吐血第九方

主治：吐血衄血，七窍流血。

组成：百草霜三两，陈姜黄三钱，桑叶三钱，三七五钱，连翘五钱，灯心炭五钱。

用法：共为细面，糯米汁为丸，如粟米大，每用一钱，白温水送下。

【审查意见】血热上行所致者，此方可用。

(10) 吐血第十方

主治：(佚失)。

组成：熟黄精七钱，黑芥穗一钱，归身三钱，生黄芪钱半，党参三钱，山羊血钱半，真阿胶三钱半，藕节四个。

用法：水煎服。

【审查意见】此乃止血之通剂，气血两虚者用之有效。

6. 腹痛

(1) 腹痛第一方

主治：痰血瘀结，胸脘疼痛痞闷。

治法：五灵脂、仙半夏、瓜蒌仁各等分，研末，姜汁糊丸，桐子大。每服三钱，空心开水下。

【审查意见】此方有行瘀、化痰、宽膈之功，对证可用。

一、内科

（2）白芍顺气饮

主治：少腹疼痛。

组成：酒炒杭芍七钱，赤芍三钱，当归二钱，川楝子二钱，柴胡四分，元胡七分，醋制香附三钱，木通二钱，泽泻二钱，川芎七分，生姜钱半。

用法：上十一味，以水三茶盅，煎一茶盅，去滓，空心温服。

【审查意见】有行血疏滞、散寒利尿之功，下焦气血郁滞者可用。

（3）腹痛第三方

主治：心腹冷痛，阴气入腹。

治法：花椒、茴香各等分，研粗末，布包，按痛处，以熨斗熨之。

【审查意见】有温胃散寒之效，可用。

（4）腹疼第四方

主治：瘀血腹痛。

组成：乳没各一钱，血竭一钱，玄胡索二钱，赤白芍各钱半，红糖三钱。

用法：水煎服。

【审查意见】活血破瘀、疏滞止痛。由瘀滞而来之腹痛，用之必效。

（5）手拈散

主治：男女心腹冷痛及妇女气血滞痛者。

组成：草果仁、元胡、五灵脂、没药各二分。

用法：共为细末，黄酒送下。

【审查意见】此系古方，主治气血凝滞之腹痛，功效甚捷。

（6）加味当归羊肉汤

主治：气血衰弱，腹内虚疼，绵绵不绝，得手按稍缓，不思饮食，不关于时邪霍乱等病症。

组成：当归五钱，红羊肉四两，蔻仁钱半，砂仁二钱，茯苓三钱，半夏三钱，广皮钱半，山药一两，莲子五钱，生姜三大片。

用法：先将羊肉煮熟，用此汤煎药，要去汤中之油。

【审查意见】此方功专补气和血，温胃散寒，祛痰利气，虚寒证用之有效。

(7) 腹痛第七方

主治：(佚失)。

组成：牡蛎三钱，小茴香一钱，生姜三钱，胡椒一钱，赤糖一两，黄酒二两，陈醋半茶盅，水一碗。

用法：微煎前四味，和入赤糖黄酒、陈醋温服之。

【审查意见】有散寒、止痛、疏滞之效，可用。

(8) 腹痛第八方

主治：(佚失)。

治法：槐灵芝五分，硫黄粉五分，共为末，生姜汤送下，病人自觉其痛立止，继服桂枝加桂汤二三剂，即愈。

【审查意见】寒证可用。

(9) 腹痛第九方

主治：(佚失)。

治法：川厚朴、五灵脂各等分，研细末，分作三次，每早晚用醋少许调服。

【审查意见】寒凝腹痛，此方可资取用。但五灵脂有恶臭，研末服之，总以慎重为要。

7. 积聚

(1) 三消丸

主治：结滞（痰结火结寒结）。

组成：川贝一两，广木香六钱，巴霜三钱。

用法：上药共为末，米糊丸。每服五分，白开水送下。

【审查意见】此方以贝母涤痰，木香行气散郁，巴霜荡逐积滞，三者合用，功效甚捷。

（2）积聚第二方

主治：寒食积滞，胃口攻痛，吞酸。

组成：茅苍术二钱，广陈皮二钱，川厚朴二钱，陈枳实一钱，槟榔二钱，京三棱一钱，制于术二钱，川大黄三钱，净朴硝一钱，高丽参一钱，全当归五钱，汉附片一钱，炮干姜一钱，炙甘草二钱，烧核桃三个为引。

用法：水煎，温服。

【审查意见】此方温化导滞、舒郁破结，寒实证可用，虚者慎之。

（3）秘制香灵丸

主治：气郁，血郁，停痰，停饮，停食，停湿，痞满，膨胀等症。

组成：生香附、熟香附（微火炒）、生五灵、熟五灵（微火炒）各四两，生二丑、熟二丑（微火炒）、生栀子、炒栀子、生神曲、炒神曲各一两，炒麦芽二两（生炒），砂仁五钱。

用法：上药共为细末，水醋和小丸。每服二钱，用淡姜汤送下，孕妇忌之。

【审查意见】此方消导食滞，宣散瘀结，对于原件主治病症，甚为相宜。惟消破之功甚力，孕妇及气虚者忌之。

（4）消积顺气丸

主治：不论男女老少，气郁食积，腹内疼痛，甚或腹中积块，不思饮食。

组成：陈皮三钱，香附一两，黑牵牛一两，枳实三钱，枳壳三钱，五灵脂一两，神曲五钱，麦芽三钱，白术三钱，生草一钱。

用法：上药香附炒为末，枳实、枳壳麸炒，共为细末，醋糊为丸，如绿豆大。每服二十丸，空心姜汤送下。

【审查意见】此方有行气疏郁、消导食滞、宣通瘀结之功，可用。

（5）积聚第五方

主治：寒气腹疼、胀满，癥瘕，痞块，积聚。

组成：醋三棱、炒莪术各二钱，片姜黄、广郁金、桂心、厚朴、腹皮各三钱，酒军二钱，台乌药三钱，沉香三钱，桃仁三钱。

用法：研末，曲糊丸，绿豆大，黄酒空心下二钱。

【审查意见】此方以三棱、莪术、姜黄、桃仁破瘀活血，郁金、厚朴、乌药、沉香行气散郁，更以桂心散寒，酒军导滞，腹皮除满，用治寒结瘀滞之腹痛症，必能奏效，但以寒证为宜。

（6）癥瘕消块膏

主治：癥瘕疢癖。

组成：密陀僧三钱，穿山甲钱半，莪术三钱，阿魏二钱，羌活三钱，三棱二钱，水仙子三钱，乳香三钱，没药半钱，腰黄五分。

用法：研细末，用膏药团摊烊化，放入药末，摊成膏，药贴块上，待其自消。未贴之先，以姜重擦患处。

【审查意见】此方消散攻破之效甚著，熬膏外用，必能取效。但须持久行之方妙。

（7）积聚第七方

主治：食积发黄，胸腹胀满，肿胖等症。

治法：皂矾八两，面一斤和作饼入火内焦煨为度，苍术米泔浸，厚朴姜汁炒，陈皮、甘草各六两，川椒去闭口并椒目十两,共为末,用好枣肉三斤煮熟,去皮,同捣成膏,丸桐子大。每服七八十丸,用酒送下。

【审查意见】此方有温散之功,寒湿证用之有效。

(8) 积聚第八方

主治:积聚属冷寒者。

组成:三棱二钱,莪术一钱,青皮二钱,陈皮二钱,香附二钱,乌药二钱,枳壳二钱,官桂二钱,元胡钱半,甘草一钱。

用法:研末蜜丸,每服不食,白开水下。

【审查意见】有行气破瘀、活血止痛之效,可用。

8. 胁痛

(1) 自制加味颠倒散

主治:呼吸气时,两胁疼痛,转动维艰。

组成:青皮一钱,木瓜二钱半,广木香一钱,川郁金二钱,制乳香二钱,西红花钱半,广陈皮二钱,连翘三钱,苏木钱,炒白芍五钱,麦冬二钱。

用法:水煎服。

【审查意见】此方功能理气开郁、行瘀活血,由气滞瘀结而来之胁痛症,用之有效。

(2) 胁痛第二方

主治:右胁攻痛,呕吐清涎,周身寒栗,小便清长。

组成:川楝子一钱(酒炒),半夏三钱(姜汁炒),延胡索钱半,吴萸五分,良姜五分,荜茇二钱,青皮钱半(醋炒),炒白芍三钱。

用法:水煎服,空心下。

【审查意见】温胃散寒,祛痰疏滞,寒证用之有效。

(3) 胁痛第三方

主治:胸胁疼痛,胀闷不舒。

组成：川郁金八半，柴胡五分，青皮五分，白芥子五分（研）。

用法：水煎服。

【审查意见】通行方，有止痛、行气、舒郁之效。

(4) 滑氏补肝散

主治：肝肾亏损，腰胁疼痛。

组成：酸枣仁四钱炒，熟地、白术各二钱，当归、山萸肉、山药、川芎、木瓜各钱半，独活、五味子各三分。

用法：共为末，每服五钱，开水送下。

【审查意见】此方滋肾平肝，活血疏滞，对于虚性之胁痛有效。但五味子味酸收敛，以不用为宜。

(5) 枳芎散

主治：左胁刺痛。

组成：枳实、川芎各五钱，炙甘草二钱。

用法：共为末，每服三钱，姜汤下。

【审查意见】此方以枳实导滞，川芎行血，甘草缓和（缓解痛感），用治瘀滞而成之胁痛症有效。

(6) 胁痛第六方

主治：干燥胁痛。

组成：大瓜蒌一个（连皮捣烂），粉甘草二钱，红花七分。

用法：水煎服。

【审查意见】此方有生津、消瘀、止痛之功，可备用。

(7) 胁痛第七方

主治：胸胁满痛，发热恶寒。

组成：柴胡钱半，白芍三钱，甘草一钱，香附三钱，白芷一钱，广陈皮二钱，川芎二钱，生姜一钱。

用法：河水四盅，煎成一盅，食远温服。

一、内科

【审查意见】古方加减,有效。

9. 腹胀

(1) 腹胀第一方

主治:二三日小便不利,腹胀如鼓。

治法:带须葱三至四斤许,捣入新锅内炒热,装入新白布口袋,熨小腹胀处,冷则再换。如熨则痛,去药包,以小麦三钱至五钱,葱头七个,水煎服之。

【审查意见】葱有温通宣散之功,以之炒热装袋外用,寒证有效。

(2) 腹胀第二方

主治:单腹蛊,四肢黄瘦,肚大发热,胀满少食。

治法:大戟三钱,甘遂三钱,芫花三钱,乌贼骨三钱,用荞麦曲蒸饼十二个,每天黑夜食一饼,酌病轻重用之。

【审查意见】此方系逐水峻剂,实证可用,虚者切勿轻投。

(3) 腹胀第三方

主治:阴寒腹胀。

治法:全老葱三斤,胡椒五钱,共炒热,用布包贴脐左右,一日夜即愈。

【审查意见】功专散寒,对证可用。

(4) 腹胀第四方

主治:一切臌胀。

治法:大田螺一个,雄黄一钱,甘遂末一钱,麝香一分,先将大田螺、雄黄、甘遂和一处,捣如泥,做成饼。以麝置脐内,放药饼于脐上,以物覆之束好,待小便通去之。重者再用一料,小便通病即解矣。

【审查意见】此方有消胀、泄水、通窍、透达之功。水肿症以之外用,当能生效,若更与以内服之剂,方可全治。

(5) 腹胀第五方

主治：黄胖病，腹胀，足肿，食少，口淡，小便不利。

组成：广皮钱半，姜夏二钱，白术炭一钱，鸡内金炭一钱，针砂钱半，姜朴八分，云苓皮二钱，生姜皮钱半，腹皮钱半，车前子钱半。

用法：水煎服。

【审查意见】此方功能温运脾阳，消导食滞，泄除胀满，通利小便，可用。

(6) 萝卜砂仁散

主治：气臌气胀。

治法：萝卜子二两捣研以水滤汁；砂仁一两，浸一夜，炒干，又浸又晒凡七次，研末。每服一钱，米汤送下。

【审查意见】萝卜子有行气消食之功，砂仁具温胃散寒之效，食滞属寒至腹胀症可用。

(7) 腹胀第七方

主治：单腹胀。

治法：鲤鱼一条重一斤，将肠肚鳞甲切去净，从背两边割开，用巴豆去皮三十粒，放入鱼背两边肉内，再用纸七层包裹。慢火烧热，去豆，分三次，米汤下。从大便下水数次，腹胀即消，再用补中益气汤数剂服之，即痊愈。

【审查意见】此方泄水之功甚大，为利尿峻剂，实证可用。但鲤鱼煎药，气腥害胃，消化不良者勿用。

(8) 除湿利水汤

主治：脾湿不能化水之腹胀症。

组成：茅术三钱，茯苓三钱，桂枝尖二钱，焦术三钱，粉草钱半，炒苡仁三钱，半夏二钱，通草钱半，生姜三片。

用法：水煎，空心温服。

【审查意见】此乃健胃、燥湿、利尿之平剂，小便不利，内有水湿者,可用。

(9) 腹胀第九方

主治:气虚胃弱,食滞胀满。

组成:白术钱半,人参、茯苓、陈皮、厚朴、山楂、半夏各一钱,神曲、麦芽各八分,砂仁七分,生姜三片。

用法:水煎温服。

【审查意见】通行方,有补气散寒、健胃消导之功,可备应用。

(10) 腹胀第十方

主治:腹胀消后,以此健其脾胃(服龙胆汤后,继服此方)。

组成:人参三钱,白术三钱,白茯苓三钱,生黄芪一钱,山药三钱,防己钱半,陈皮二钱,甘草一钱,生姜一钱。

用法:水煎,温服。

【审查意见】此方对于肿胀消后,气虚胃弱,消化不良者,用之有效。

(11) 腹胀第十一方

主治:腹臌胀闷等症。

组成:神曲三钱,麦芽一钱,陈皮钱半,砂仁一钱,枳壳一钱,山楂三钱,槟榔一钱。

用法:水三盅,煎八分,空心服。

【审查意见】通行方,对证可用。

(12) 腹胀第十二方

主治:受寒腹满胀痛者。

组成:青皮、陈皮、丁香各四钱,厚朴五钱,甘草三钱,紫蔻仁、香附、砂仁、木香各二钱。

用法:上药为末,盐汤调服二钱。

【审查意见】寒气郁结者,用之有效。

10. 奔豚

(1) 奔豚第一方

主治:胸中气滞或有痰饮,奔豚上气,两胁膨胀,脚气上攻,并寒痰上壅等症。

组成:土沉香钱,附子片一钱,胡芦巴三钱,油肉桂一钱,大茴香一钱,瓜蒌五钱,炒枳壳一钱,净吴萸一钱,破故纸二钱,肉豆蔻二钱,广木香二钱,炒青皮一钱,紫叩米二钱,炒枳实一钱,金铃子二钱。

用法:共为细面,水泛为丸,如桐子大。每服四五十丸,空心温黄酒送下。

【审查意见】此方有降气舒滞、温阳散寒、宽胸祛痰、暖胃益肾、消食导滞之功,寒证用之有效。

(2) 奔豚第二方

主治:奔豚(由惊恐伤饮得之,发作欲死,病衰复止。)

组成:茯苓一两,桂枝三钱,甘草二钱,大红枣十枚,酸枣仁三钱,茯神三钱,远志三钱。

用法:煎汤服之。

【审查意见】此方系《金匮》茯苓桂枝甘草大枣汤加味(枣仁、茯神、远志),可备用。

11. 呃逆

(1) 呃逆第一方

主治:呃逆症。

组成:公丁香钱,柿蒂二钱,代赭石二钱,川贝母二钱,如剧者,加密陀僧少许。

用法:以上共为细末。每服一钱,白开水送下。

【审查意见】止呃降逆专药有效。

(2）呃逆第二方

主治：（佚失）。

治法：黑豆七粒或十粒，在火上焙焦，乘最热服之。

【审查意见】存待试。

(3）止呃汤

主治：水气凌心呃逆者。

组成：茯神一两，苍术三钱，白术三钱，薏仁一两，芡实五钱，半夏一钱，人参三钱，陈皮一钱，丁香五分，吴萸五分。

用法：水煎服，一剂呃止，二剂即愈。

【审查意见】有除湿行气之效，可用。

(4）呃逆第四方

组成：丁香、柿蒂、青皮、广皮、生姜各等分。

用法：水煎服。

【审查意见】寒证可用。

12. 噎膈

(1）噎膈第一方

主治：反胃回食（因下寒结气以致水谷难进）。

组成：黄蚶钱半（炒黄），细松萝茶七分半，广木香分半，紫蔻仁四分半。

用法：共研极细末，到五更时，黄酒调服三分。

【审查意见】胃寒食滞及气机不舒之呕逆症，本方用之有效。噎膈恐难胜任矣。

(2）大半夏汤

主治：噎膈反胃。

治法：大半夏汤，多加蜂蜜，浸于长流水内，勺子扬够千遍，然后煎服。

【审查意见】古方有效。

（3）噎膈第三方

主治：膈食反胃。

治法：油瓜蒌一个重四两（去子用其皮），杏仁五钱（炒），川贝母五钱（炙），以上三味，先将杏仁、贝母装瓜蒌内，用白芷包裹，水沾湿，再用红土二两，陈醋和泥，封固。火上烧干，研末，分四份，用柿蒂三钱，煎水送下。

【审查意见】按：噎膈（即食道狭窄）在治疗上极为困难，根本治愈者，亦属仅有。查此方乃涤痰止呕之剂，用治痰涎壅滞呕逆者，尚可收效，对于噎膈症，恐难胜任。

13. 呕吐

（1）呕吐第一方

主治：腹痛呕吐。

治法：生姜五钱（切片），食盐三钱（炒），以新砂锅水煎服之。

【审查意见】此系治呕单方，民间多常用之，寒证有效。

（2）呕吐第二方

主治：虚寒呕吐，日久不止。

治法：羊乳一盅，萝卜汁二盅，蒸温服三盅，即止。

【审查意见】此方有滋润降逆之效，虚证可用。

（3）牛脊髓理中汤加附子

主治：饮食不入，呕吐不止。

组成：潞党参三钱，于白术三钱（土炒），小炮姜一钱，附子片一钱（熟），炙草钱半，牛脊髓五钱。

用法：用长流水二碗，煎至碗半，投牛脊髓，再煎至半碗，临卧温服。

【审查意见】按此方以参术益健胃，姜附温中回阳，牛髓滋液壮骨，炙草和中缓逆，应用于虚寒证之呕吐，必获殊效。

一、内科

(4) 呕吐第四方

主治：食入即吐，不食亦呕（寒呕）。

组成：法制半夏三钱，丁香钱半，白豆蔻二钱，砂仁二钱，紫油朴钱半，香附二钱。

用法：水煎服。

【审查意见】有温胃、散寒、降逆之功，寒证用之有效。

(5) 呕吐第五方

主治：气喘上逆呕吐。

组成：无毒蛇血一小盅（另贮瓷皿），海南沉二钱，代赭石三钱，法半夏二钱，鲜竹茹五钱，贝母三钱，炙麻黄三分，杭白芍五钱，鲜姜汁一小盅（冲），山药两。

用法：水煎好，将蛇血细绢滤过，同姜汁冲起服。

【审查意见】有行气、定喘、降逆之效。

(6) 呕吐第六方

主治：干呕吐逆痰涎。

治法：半夏、干姜各等分，水煎服。

【审查意见】寒证呕吐可用。

(7) 呕吐第七方

主治：夏月呕吐，随食即吐。

组成：藿香梗五钱，香薷一钱，母丁香二个，粉草钱。

用法：水煎服。

【审查意见】胃寒证可用。

14. 痞病

(1) 内消散

主治：(佚失)。

治法：雄鸡胗肉皮四个阴干新瓦焙存，砂仁四钱，神曲二钱，共为细末，作六次服，淡盐汤下。如全消，常服健脾丸，倘未痊愈，成老痞，再用糯米一升炒黄，砂仁四两炒，神曲二两，炒共为末。每服五钱，用陈皮三钱，煎汤下，早晚一次。

【审查意见】因寒宿食成痞者，此方用之有效。

（2）痞病第二方

主治：(佚失)。

治法：黄牙皂一尾（米泔水洗净），韭菜二十根，葱胡七个，同捣烂入锅内，乘热以绢袋包，敷患处，内有响声即愈。

【审查意见】此方有温脾胃、活血、消食之效，可用。

（3）痞病第三方

主治：肝痈胁痞疼。

组成：归尾三钱，赤白芍各二钱，花粉五钱，皂刺钱，山栀二钱，生草钱，银花三钱，酒军钱。

用法：水煎服，空心服下。

【审查意见】有解毒、清热、行血之功，可用。

15. 疝气

（1）导气汤

主治：疝气身热腹痛，便坠，时不停止。

组成：制川楝子四钱，广木香二钱，西小茴一钱（炒），吴茱萸一钱。

用法：引用长流水煎服。

【审查意见】此方温散寒滞，寒疝用之有效。

（2）疝气第二方

主治：疝气，睾丸下坠。

治法：羊角一个，妇人百会穴发一团，烧灰存性。黄酒送下，重者五服，轻者三服即愈。

【审查意见】羊角发灰，用治疝气，能否有效，尚未敢必，姑待试。

（3）疝气第三方

主治：寒疝（睾丸便坠十数次）。

治法：硫黄、附子各钱半，研末，酒作引，冲服。

【审查意见】硫黄、附子，均系大热之品，苟非至寒之证，切勿轻投，疝不甚相宜。

（4）疝气第四方

主治：（佚失）。

治法：蕉籽根（即高粱根）二十个连须，越陈越好，用冷水洗净，水煎服。

【审查意见】此系民间验方，存待试。

（5）疝气第五方

主治：疝气肚腹牵痛下坠，小便不禁。

组成：炒白术钱半，茯苓二钱，苍术钱，香附钱半，乌药钱半，川厚朴钱半，当归钱半，官桂钱半，泽泻钱半，猪苓二钱，藿香钱半，吴萸五分，陈皮二钱，木通钱，粟壳钱。

用法：干姜为引，水煎服。

【审查意见】此方温中散寒，利湿导滞，应用于寒性之疝气作痛症，必能效。

（6）疝气第六方

主治：疝气小腹气结作痛。

组成：川楝子三钱，云苓三钱，广橘核三钱，南桂心八分，制附子五分，吴茱萸一钱，荔枝核二钱，广木香八分，小茴香一钱。

用法：水煎服。

【审查意见】治疝专方，有效。

（7）疝气第七方

主治：（佚失）。

治法：辣芥面三钱，用冷水搅在茶碗中，再放火上少薰之，用七层麻纸将碗口封好，中间开豆大一孔，照脐心扣住，用布条束好。再用一钱厚之棉花七层，每层撒胡椒面少许，喷以白酒，黏在睾丸上，但黏近睾丸之两层棉花切勿喷酒，两带束紧，以睾丸复旧，疝气不疼为度。

【审查意见】此方外治疝气睾丸下垂，甚有至理。盖芥面有挥发性，以之盛杯内，隔纸一重，覆于脐上，可收温化散滞之功，而无腐局部蚀皮肤之害。更以重棉撒椒喷酒，缚住睾丸，较之西人绷带固定法，尤有过之也，且法简价廉，功效颇确，诚贫民极便之疗法也。

（8）疝气第八方

主治：疝气偏坠。

组成：紫油上桂楠、大虾米、白古月、鸽子粪以上各二钱。

用法：共为细面，每服二钱，早晚空心服，黄酒为引。

【审查意见】鸽子粪有碍卫生，不宜内服，以不用为妥。余皆温热之品，寒证宜用。

（9）疝气第九方

主治：疝气因肾虚者。

组成：巴戟天三钱，黄柏钱半，橘核钱半，荔枝核钱半，川萆薢钱半，牛膝钱半，金铃子钱半，怀生地二钱，云茯苓三钱。

用法：水煎服。

【审查意见】强壮治疝合剂，对证可用。

（10）疝气第十方

主治：小肠气。

组成：益智仁五钱，蓬术一钱，小茴香八分，山萸肉钱半，乌药二钱，牛膝钱半，川楝子钱分，芦巴钱，川芎钱半，甘草钱。

用法：共研末，每服三钱，白汤下。

【审查意见】治疝套方，可备用。

(11) 便坠神效丹

主治：便坠疝气及下部一切虚寒证。

组成：大茴香籽一两，小茴一两，桂枝一两，马兰花一两，公丁香五钱，吴萸五钱。

用法：以上共研极细面，用陈醋红糖为丸，如梧桐子大。每日早晚空心服二丸，黄酒送下。

【审查意见】有散寒、化滞、消肿之效。

(12) 青核汤

组成：青皮钱半，橘核三钱，荔枝核三钱，广木香八分，生口芪钱半，银柴胡八分，川楝子二钱。

用法：用清水煎汤，食前服。

【审查意见】治疝专药，可用。

(13) 疝气第十三方

主治：疝气痛。

组成：荔枝核三钱，台乌一钱，青皮二钱半，山栀钱半，陈皮二钱，山楂二钱，吴茱萸一钱，橘核三钱，穿山甲二钱，川楝子三钱。

用法：水煎服。

【审查意见】此方治疝痛有效。

(14) 疝气第十四方

主治：便坠。

治法：地肤子、橘核、升麻各等分，研末，空心酒服钱半。

【审查意见】此方治疝气有效，可备应用。一方更以绷带软棉固定患部，取效更佳矣。

（15）疝气第十五方

主治：疝气。

组成：没药钱半，乳香一钱，核桃肉钱半，白藓皮钱半，归尾钱半，乌药钱半，草梢钱半，赤芍二钱，牛膝一钱，广皮二钱，香附二钱，椒目十个。

用法：共为细末，炼蜜为丸，如桐子大。每服十丸，忌生冷酸物。

【审查意见】此方有祛风散寒、止痛顺气消疝之效，可用。

（16）疝气第十六方

主治：小肠疝气。

组成：荞麦面四两（酒浸晒燥勿炒），胡芦巴四两，小茴香一两（炒）。

用法：共为末，酒糊为丸，如桐子大。每服一钱，空心盐汤下，服至两月，大便必有湿热之物，如脓者，泄出方效。

【审查意见】寒证可用。

16. 便血

（1）便血第一方

主治：便血，腹中凝疼，四肢无力。

治法：鲜樗根白皮、生姜（去皮）、绿豆芽各四两，共一处，用石臼捣之。以布滤其汁，再入白糖四两，蒸一炷香。每日清早，空心温饮三二匙。

【审查意见】此方有止涩、收敛、温运之功，尚可试用。

（2）棕叶丸

组成：椿皮三两（炙），柏叶二两，棕皮炭五钱。

用法：共研细末，水泛为丸，每服二钱，米汤送下。

【审查意见】止血专剂，便血症用之，有效。

(3)便血第三方

组成：桑螵蛸三钱，地榆炭二钱，槐花炭二钱，炒白芍二钱，元参三钱，生地炭四钱，台参二钱，陈皮钱半，焦楂钱，生芪二钱。

用法：水煎服。

【审查意见】有止血、收敛、益气之功，便血可用。

(4)便血第四方

主治：湿热粪前便血。

组成：生地三钱，白芍二钱，茜草炭二钱，槐花炭二钱，黄连八分，黄芩钱半，地榆炭三钱。

用法：水煎，空心服之。

【审查意见】有凉血收敛、泄热止血之功，热性便血症可用。

(5)便血第五方

主治：肠风下血。

组成：生芪三钱，旱莲花二钱，防风炭五分，荆芥炭五分，潞参三钱，槐花炭钱半，地榆炭钱半，焦三仙各钱半，生地炭二钱半，阿胶珠三钱。

用法：水煎服。

【审查意见】止血通剂，有效可用。

(6)便血第六方

主治：粪后便血，肠风便血。

组成：白鸡冠花三钱，椿根白皮二钱，焦芥穗五分，生地炭三钱，槐花钱半。

用法：水煎，空心服。

【审查意见】有收敛止血、散风清热之功，可备应用。

(7)便血第七方

主治：痔疮出血，肠风下血。

组成：槐花炭三钱，荆芥炭五分，木耳炭钱半，百草霜钱半。

治法：水煎，空心温服。

【审查意见】凉血清热，止血固肠，可用。

(8) 便血第八方

主治：肠风下血。

组成：刘寄奴半两，松萝茶一钱，乌梅肉一个。

用法：水煎，温服。

【审查意见】有破瘀、解毒、收敛之功，惟少凉血止血之品，如地榆炭、阿胶珠等皆可酌量加入，则功效更佳矣。

(9) 便血第九方

主治：大便下血。

组成：椿根皮一两（蜜炙黄），川黄连钱（半酒炒），槟榔钱半（半生半炒），红花一钱（酒炒），槐花一钱（酒炒），炙粉草钱，当归三钱（酒炒），白芍三钱（酒炒），生地三钱。

用法：水煎，空心服。

【审查意见】有泄热导滞、和血破血、收涩固肠之功，可备应用。

(10) 安血祛瘀汤

主治：腹痛便血。

组成：鲜生地两，蒲黄炭三钱（包），地榆炭六钱，棕皮炭三钱，大小蓟炭各钱半，熟军炭钱半，炒榴皮四钱，金石斛二钱，白芍炭三钱，于术炭三钱，谷麦芽各三钱。

用法：水煎，空心服。

【审查意见】此方凉血、收敛、行瘀之功颇大。由血热瘀滞，冲激下泄者，用之必获殊效。寒证忌之。

(11) 便血第十一方

主治：内热便血，或血痔下血。

治法：生甘草，为末，蜜调作丸，如芡实大。每服七丸，开水送下。

【审查意见】民间验方，可备试用。但恐效力不确耳。

(12) 便血第十二方

主治：肠风下血。

治法：地榆六钱，炒蒲黄三钱，将地榆煎汤，蒲黄冲服。

【审查意见】止血专剂，可用。

(13) 便血第十三方

主治：大便粪前下血。

组成：侧柏叶三钱，当归三钱，生地黄三钱，黄连八分，炒枳壳八分，槐花三钱，地榆三钱，甘草五分，乌梅一个。

用法：水煎服。

【审查意见】通行方，有清热止血之效，可用。

(14) 便血第十四方

主治：多年大便下血不止。

治法：龙眼肉五钱，鸭胆子四十九个（去皮），每个龙眼肉以鸭胆子七粒，开水送下。

【审查意见】古方，对于因热下血者有效。然病重力强者，可酌量增加用量。

17. 虫症

(1) 扫虫煎

主治：虫上攻胸腹作痛。

组成：青皮、吴萸、小茴香各一钱，槟榔、乌药各钱半，细榧肉三钱，乌梅二枚，甘草八分，朱砂、雄黄各五分。

用法：水煎，入朱砂雄黄末调服。

【审查意见】杀虫通行方，有效。

(2) 虫症第二方

主治：吐虫及便虫。

组成：白术三钱，茯苓三钱，甘草三分，白薇三钱，使君子十个，枳壳五分，白芍三钱，百部一钱，槟榔三钱，黄连八分，半夏一钱。

用法：水煎，服二剂，而虫尽化为水矣。但服药之后，必须忌饮汤时茶茗。

【审查意见】此乃健胃与杀虫合剂，治肠寄生虫症之胃虚者，最为相宜。然虫症上越者，宜少佐以降逆之品，方妥。

(3) 虫症第三方

主治：(佚失)。

治法：生南瓜子一升，尽量食完。

【审查意见】有杀灭绦虫之功，可用。但须与下药伍用，功效方捷。

(4) 虫症第四方

主治：大人、小儿虫症。

组成：猪苓钱，槟榔钱半，川厚朴钱半，茯苓二钱，鹤虱子二钱，使君子四钱，苦陈皮二钱半，黄椒二分，广皮钱半，白芍钱半。

用法：石榴根引，水煎，空心服。

【审查意见】杀虫专剂，对证用之，必能取效。

(5) 虫症第五方

主治：寸白虫。

治法：雷丸一两，槟榔一两半，共研细面，芝麻酱为丸，每服三钱，空心白水送下。

【审查意见】二药为杀虫之专剂，用之当可奏效。但服后再继以泻下之品，奏效更捷。

18. 便秘

（1）加减五仁汤

主治：老年血亏便秘。

组成：火麻仁三钱，郁李仁三钱，柏子仁三钱，光杏仁三钱（打），生菱仁三钱，全当归三钱，川楝子二钱，大白芍二钱，白蜜三钱（冲）。

用法：水煎服。

【审查意见】此方以五仁滑肠润燥，当归、白芍以滋肠液，以楝子散滞，白蜂蜜泄热，为缓下平剂。对于老人便秘，甚为相宜。

（2）滋阴利便汤

主治：大便不通。

组成：当归五钱，生白芍三钱，天麦冬各三钱，火麻仁四钱，肉苁蓉三钱，丹皮三钱，生地三钱，粉草钱半，黑芝麻三钱，番泻叶一钱，生姜三片。

用法：水煎，空心服。

【审查意见】此方有益血、凉血、滋液、润燥通便之功，阴虚者宜之。

（3）便秘第三方

主治：大便秘结，数日不通。

组成：松子仁三钱，青莱菔片三钱，白菜根三钱，全当归三钱，生白蜜五钱（冲）。

用法：水煎服。

【审查意见】此方有滑肠、滋液、润下之功，虚性之燥结症可用。

(4) 便秘第四方

主治：肠鸣，便燥，胸膈，气闷。

组成：黑芝麻四两（炒），茅苍术五钱（土炒），干姜五钱，熟地二两，火麻仁二两（炒）。

用法：共为细末，炼蜜丸，如桐子大。每服三十丸，空心开水送下，日服二次即愈。

【审查意见】苍术、干姜，除结散满；芝麻、麻仁，润肠利便；熟地滋阴养血。肠燥便秘，此方有效。

19. 泄泻

(1) 泄泻第一方

主治：（佚失）。

治法：以多年干木瓜，用锉锉为细末。每用三钱，再加藕粉，红白糖各等分，开水冲成糊状，饮之即止。如痢疾多日不止者，亦可用之。

【审查意见】功专收敛，久泻宜之。

(2) 泄泻第二方

主治：（佚失）。

治法：陈仓谷米一斗碾之，将米糠簸去一半，留一半，然后磨成粗粉，水煮红枣三斤（去核，与米粉用水和之），丸如小馍大，用笼蒸熟。每日早晚，先食米饼二三个，再吃便饭数日即愈。

【审查意见】陈仓米为止泻专药，用之必能奏效。

(3) 泄泻第三方

主治：久泻虚寒，五更泄泻，水谷不分。

组成：肉桂末五钱，胡芦巴二两，补骨脂二两，于白术一两，茯苓两。

用法：研极细末，每服三钱，空心，枣汤送下。

【审查意见】补涩专剂，久泄用之，必获殊效。

(4) 泄泻第四方

主治：气虚泄泻不止。

组成：雄豹胃一具（洗净），花旗参五钱，煨肉蔻五钱，焦术两，诃子肉三钱，洋烟子二钱，干姜五钱。

用法：上药共和一处，装入雄豹胃内，用线扎紧，纸包数层，文火煨热，为末，每五钱，以元肉一两，煎浓汤送下。

【审查意见】此方温补收固之功甚大，泄泻之属虚属寒者用之，必能奏效。

(5) 泄泻第五方

主治：久泄不止。

治法：猪腰子一对，劈开，纳入骨碎补末五钱，煨热，食之。

【审查意见】功专固补，虚证有效。

(6) 泄泻第六方

主治：寒泻者腹痛喜手按摩，口不干而舌滑者。

组成：党参三钱，白术三钱，茯苓三钱，肉桂五分，干姜五分，甘草五分，砂仁五分，神曲三钱。

用法：水煎服。

【审查意见】通行方，有效。

(7) 泄泻第七方

主治：泄泻流连，经久不愈。

组成：破故纸二钱半，吴萸一钱，肉蔻二钱，五味子二钱，车前子三钱，木通钱半，泽泻二钱，云茯苓三钱，于白术三钱。

用法：水煎，早晚空心服。

【审查意见】有温补、固脱、利尿之功，虚寒久泄可用。

(8) 泄泻第八方

主治：泄泻日久，屡治不效。

治法：平胃散一两，入猪肚中，蒸熟焙干，研细末，空心白水送下五钱，二三次即愈。

【审查意见】功专健胃，固肠，利尿，久泻可用。

(9) 泄泻第九方

组成：白术一两，车前子一两，炒苡米一两。

用法：水煎服。

【审查意见】治泻通剂，有健胃、利尿之效，可用。

(10) 泄泻第十方

主治：跑肚水泻。

组成：柴胡片一钱，桔梗片钱半，生白术三钱，白芍片三钱，石柱参钱半，橘红片钱半，制半夏钱半，粉葛根五分，川芎钱半，茯苓块三钱，炒砂仁钱半（研），炒枳壳钱半，炙甘草钱半。

用法：引用仓米一撮，水煎服。如肚腹疼痛及大便发烧，加黄连、黄芩各五分，早晚食前每服一次，温服。

【审查意见】此方以升提温补，燥湿疏达为主，用治水泻，必能生效。但以虚寒证为限，若系实热下泻者，不可轻用，否则抱薪救火矣。

(11) 泄泻第十一方

主治：泄泻不止。

治法：龙骨、白石脂、白茯苓各等分，为末，如梧子大。以紫苏、木瓜煎汤送下。

【审查意见】有固肠、健胃、收敛之功，久泻可用。

(12) 泄泻十二方

主治：五更泄。

组成：焦术五钱，炙芪三钱，制故纸四钱，制肉蔻二钱，吴茱萸一钱，炒诃子一钱，五味子二钱，粟壳钱半，茯苓二钱，红枣肉钱。

用法：水三盅，煎八分，温服。

【审查意见】因气虚命门火衰，以致五更泄泻者，用之有效。

(13) 泄泻第十三方

主治：夏天肚痛，水泻，口渴。

组成：藿香钱，丁香一钱（男用公，女用母），滑石粉五钱。

用法：共为细末，每服一钱，白水送下。日服三次，即效。

【审查意见】本方于轻症霍乱可服。心烦口渴者，可加川连、花粉。（母丁香即鸡舌香，二者性质相似，无须分别。）

20. 脱肛

(1) 脱肛第一方

组成：黄芪两半，防风钱，升麻钱半，荆芥二钱，黄芩二钱，陈皮二钱，台乌钱，潞参三钱。

用法：水煎服。

【审查意见】脱肛即肛门括约筋收缩力弛缓，治法宜以收敛为主。查此方所用药品，皆系益气升提之品，缺少收敛之药。又防风、荆芥、黄芩亦无应用之必要，宜去。

(2) 脱肛第二方

治法：麻油用器盛之，以臀坐之，再饮天麻子汁数升。

【审查意见】虚证可用。

（五）神经系病

1. 头痛

(1) 头痛第一方

主治：头痛，眉棱骨疼痛跳动。

组成：片子芩五钱，香白芷三钱，花椒二钱，芥穗三钱，苏薄荷三钱，葱白五钱，桑叶三钱，防风三钱，川芎三钱，生茶叶五钱，细辛钱半。

用法：水二大碗，煎留碗半，用脱脂棉浸药搽洗患部，一剂即愈。

【审查意见】此方有开发毛窍、刺激汗腺之功，为一种辛温发汗剂。治风寒感冒、恶寒发热、头疼无汗者，宜之。

（2）头痛第二方

主治：偏正头痛。

组成：细辛三钱，瓜蒂七分，丁香三粒、糯米七粒、冰片一厘，麝香一厘。

用法：研末，吹鼻，出涎即愈。

【审查意见】此方有活血散风、镇痛通窍之效。感冒性头痛可用。

（3）头痛第三方

主治：血虚头痛。

组成：当归三钱，川芎三钱，荆芥穗钱，党参五钱，黄芪三钱。

用法：水煎服。

【审查意见】此方有补气、活血、发汗之效。气血虚弱者可用。

（4）头痛第四方

主治：偏正头痛。

组成：石膏三钱（半生半煅），荜茇三钱。

用法：共研细末，男左女右，吹鼻内即愈。

【审查意见】轻症可用。

（5）头痛第五方

主治：偏正头痛，或偏痛或全痛。

一、内科

治法：用白萝卜汁灌入鼻孔内，左痛灌右，右痛灌左，全痛通灌。

【审查意见】有刺激兴奋之效，头痛轻微者可用。

(6) 头痛第六方

治法：白萝卜汁加潮脑少许，入瓷器内，黄蜡封口，七七之日，鼻内闻之。

【审查意见】按：萝卜汁与樟脑外用，有刺激即镇痛作用，对于神经性疼痛有效。

(7) 头痛第七方

主治：风寒头痛。

组成：紫苏二钱，川芎钱半，花椒七粒，雨前茶一撮，葱头二个。

用法：水煎，先熏后洗，再以衣被覆身，汗出即愈；或不洗尽熏，覆被出汗亦可。

【审查意见】此方有发表散寒之功，感冒性头痛可用。

(8) 头痛第八方

主治：(佚失)。

治法：川芎、白芷、煅石膏、荆芥穗各等分，为末，每服一钱，米汤送下。

【审查意见】川芎、白芷为治头痛之有效药，加石膏、芥穗，有散风清热之功，以治风热头痛，当能有效。

(9) 头痛第九方

主治：(佚失)。

组成：川芎钱，柴胡二钱，黄连钱半，防风二钱，羌活二钱，甘草钱半，炙黄芩二钱，北细辛五分。

用法：将黄连（酒炒），条黄芩（一钱炒，一钱生），共为细末，药调成膏，每服二钱。

【审查意见】由感冒头痛者，用之有效。

(10) 头痛第十方

主治：偏头痛。

治法：明雄黄、细辛各等分，薄荷脑少许，为末和匀，每用一分以下，左痛嗅右鼻，右痛嗅左鼻。

【审查意见】有清热、散风、镇痛之效。

(11) 头痛第十一方

主治：头风嚏鼻。

组成：白槿花子、僵蚕、雄黄、石菖蒲、鹅不食草、牙皂各一分。

用法：研细嗅之，取嚏日数次。

【审查意见】有除风、开窍、取嚏之功。

(12) 头痛第十二方

主治：头痛眉棱骨痛。

组成：黄芩二钱，白芷钱，桑叶三钱，细茶三钱。

用法：煎服。

【审查意见】有风热者可用。

2. 腰腿疼痛

(1) 腰腿疼痛第一方

主治：腰腿疼痛。

组成：蘑菇十二两（焙干研末），胶饴六两。

用法：二味上锅蒸熟，为丸，三钱重。每早晚，空心米汤送下。

【审查意见】蘑菇有舒筋、和血、利气之功，腰腿疼痛用之有效。

(2) 腰腿疼痛第二方

主治：腰腿痛，历节痛。

组成：当归二钱，川芎二钱，牛膝二钱，木瓜二钱，桑寄生三钱，松蘑三钱，独活二钱，没药二钱，灵仙二钱，仙茅二钱，狗脊二钱。

用法：水煎服。

【审查意见】活血利气，通络镇痛，散寒祛湿有效，为治腰腿疼痛之通行方。

（3）腰腿疼痛第三方

主治：（佚失）。

组成：白木耳四两，生大豆四两（二宗俱研末），蜂蜜四两，黄酒四两，陈醋四钱，黑糖四两，青盐四两，河水四两。

用法：用铜勺子煮一次，共煮晒七次，空心随意食之。

【审查意见】活血舒筋，通络镇痛有效，可以备用。

（4）腰腿疼痛第四方

主治：妇女腰腿疼痛。

组成：台蘑菇三钱，全当归三钱，川牛膝钱半，大枸杞二钱，黑杜仲二钱，梅苍术钱半。

用法：黄酒为引，水煎服。

【审查意见】此方有活血滋阴、通利关节、运行经络之功，尚可应用。

（5）腰腿疼痛第五方

主治：妇人腰腿疼痛。

组成：苍术二两，川黄柏四两，杜仲四钱，生地三钱，虎胫骨四钱，枸杞子四钱，当归二两，牛膝三钱，附子三钱，川续断四钱，灵仙四钱，升麻二钱，木耳四两。

用法：用米汤为丸，每丸三钱。每服一丸，早晚服用，开水送下。服至半月，即觉加痛，痛后即愈。

【审查意见】寒湿证可以取用。

（6）腰腿疼痛第六方

主治：（佚失）。

组成：川羌活钱半，川独活钱半，川牛膝三钱，千年健三钱，地风二钱，杜仲炭二钱，桂枝尖钱半，生白芍三钱，淮山药三钱，乳香二钱，没药二钱，枸杞三钱，生芪三钱，生姜三片。

用法：先用猪肠一对，煮熟，用此汤煎药，连服三剂，忌一切生冷。

【审查意见】此通行方，风湿症可用。

(7) 鸽粪茄蒂饮

主治：男女老幼，一切风寒湿腰腿疼痛，不能行动，麻木不仁。

治法：椿根皮、榆根皮、柳根皮、桑根皮各一两，嫩槐条二两，鸽粪四两，茄蒂五个。五种树皮，如病在上，用向阳的；病在下，用阴面的。然后共一处，水煎开后，用冷水点开，后再用冷水点，如是者七次。病在何处，熏蒸何处，熏时用被盖之。

【审查意见】此乃民间验方，主治以上病症有效，可备应用。

(8) 腰腿疼痛第八方

主治：男女一切腰腿疼痛，经久不愈。

组成：杜仲两，牛膝三钱，白芷子五钱。

用法：水煎，空心温服。

【审查意见】通行方，有效可用。

(9) 腰腿疼痛第九方

主治：腰疼，俯仰不便。

组成：全当归三钱，玄胡索二钱，牛膝钱半，白木耳三钱，蘑菇二钱，川杜仲二钱，桑寄生三钱，川萆薢钱半，川红花五分。

用法：水煎，空心温服。

【审查意见】功专活血通络,祛滞逐瘀,可用。

（10）腰腿疼痛第十方

主治：腰痛肾虚。

组成：沙苑蒺藜一两,川杜仲一两,山萸肉八钱,金毛狗脊八钱,桑寄生八钱,云茯苓五钱。

用法：研末,蜜丸,如梧子大。黄酒空心送下,三钱。

【审查意见】为治肾虚腰痛之良方,可用。

（11）腰腿疼痛第十一方

组成：当归、黄芪、党参各三钱,杜仲、枸杞、牛膝、桑寄生各二钱,乳香、没药、生地、蒺藜各钱半,防己、益母草各一钱,木鳖子五分。

用法：水煎,兑黄酒一杯,温服。

【审查意见】有兴奋、镇痛、滋补、祛滞、凉血之功。内伤腰痛者,可资应用。

（12）祛湿固腰汤

主治：腰腿疼痛。

组成：茯苓皮三钱,木防己二钱,晚蚕沙二钱（炒黄）,萆薢钱半,苡仁四钱,川断二钱,杜仲二钱,厚朴二钱,橘皮二钱,炮姜五分,菟丝子三钱。

用法：水煎,食前空心温服。

【审查意见】功专祛湿,逐寒,利水,可用。

3. 癫狂

（1）镇心安神丸

主治：癫痫惊狂痰火。

组成：生地（酒炒）、黄连（酒炒）、橘红、南星（姜制）、人参、茯苓（炒）、枣仁、当归各一两,天竺黄、雄黄、牛黄各二钱,琥珀、珍珠各二钱。

用法：上药共为末,蜜丸,如桐子大。朱砂为衣,米饮下五十丸。

【审查意见】痰火瘀滞者可用。

(2) 龙虎丸

组成：西牛黄三分，巴豆霜三分，水飞辰砂三分，白矾三分。

用法：轻者减去一分，研末，配粳米粉为丸。分四十丸，辰砂为衣。轻则一丸，重则二三丸，温开水送下。约半时许，非吐即泻，逾八小时，再服一丸，以俟之。病重者，有用至五十余丸。忌食猪肉二年，体虚者酌用，孕妇忌服。

【审查意见】此系古方。牛黄、巴霜，有清痰泻下之功；辰砂、白矾，有镇静催吐之效。治癫狂实证，尚无不宜，惟体质虚弱者，慎用。

(3) 平肝降痰丸

主治：男女风痰，气滞，癫狂，惊悸，肝气不舒，心神恍惚。

组成：银柴胡三钱，粉丹皮四钱，广木香三钱，明天麻三钱，炒姜三钱，宁半夏三钱，南星片三钱，焦栀子三钱，苏全虫三钱，云茯苓四钱，炒黄芩三钱，炒枳实二钱，苦桔梗三钱，大麦冬四钱，元参片三钱，煅砌石二钱，大皂角二钱，制香附二钱，乌犀角二钱，羚羊角二钱，茄楠沉香二钱，大生地五钱，朱远志四钱，绿竹茹四钱，真川军三钱，苏薄荷三钱，生贡芍四钱，毛橘红五钱，代赭石三钱，糖瓜蒌四钱，台麝香钱，镜面砂三钱，朱茯神三钱。

用法：共为细面，蜜丸二钱重，每晚服一丸，灯心、薄荷汤送下。

【审查意见】此方有清热、豁痰、搜风、镇静、通窍之效，治癫狂单纯性者有效。

一、内科

（4）癫狂第四方

主治：痴癫。

组成：白矾三钱，川郁金七两，雄黄三两。

用法：研末，猪血为丸，每用开水送下钱半。

【审查意见】此系古方加味。化痰开窍，镇静清热，癫症用之，尚无不宜。

4. 痫症

（1）醒迷至宝丹

主治：羊痫癫狂。

组成：胆南星、生枣仁、远志、茯神、柴胡各三钱，川贝母、半夏曲各二钱，陈皮、生草、广木香、砂仁各一钱。

治法：共为细末，如桐子大，朱砂为衣。每清晨，开水送下三钱。

【审查意见】此方有化痰降气、镇静安神之功，清浅之痫症，可以生效。

（2）癫痫第二方

主治：痫疾，猪婆疯，发时不久，仍如无病。

组成：朱砂、雄黄各二钱，天竺黄五钱，胆星一两，麝香分半。

治法：上药为末，先用麻黄二钱，甘草、款冬花各五钱，煎汁去渣熬成膏后，再加药末，和为丸，如芡实大。每服一丸，薄荷汤化下。

【审查意见】有镇静、清痰、开窍之效。肺气不宣、痰涎凝滞者，可用。

（3）痫症第三方

主治：（佚失）。

治法：用钢钱一钱或二钱，作戒指一枚，制法不拘形式，任何样均可，常戴手指上。

【审查意见】此乃术士之法,恐与治疗无关,存疑待试。

(4) 痫症第四方

主治:小儿羊痫风。

治法:桃花适量,用白面糊拌起,蒸熟食之。

【审查意见】桃花有利痰饮、散滞血之功,痫风由停痰血滞者可用。

(5) 痫症第五方

主治:(佚失)。

治法:训狐一个,用水煮熟甜吃(训狐俗名猫头鹰)。

【审查意见】是否有效,存待试用。

(6) 痫症第六方

主治:(佚失)。

治法:全椿娘七个(一名花姑娘),巴豆一个(去皮研末)。先将椿娘放瓦上焙干,研细末,和巴豆面作七丸,病将犯时,用温水冲下。如病人牙关紧闭,用他物撬开,将药灌入。

【审查意见】全椿娘不详,效否,殊未敢必,姑存以待证之。

(7) 痫症第七方

主治:牛羊痫风。

组成:磁石一两,六神曲两半,陈皮三钱,半夏三钱。

用法:蜜丸,朱砂一两为衣,日服三钱,开水送下。

【审查意见】此方有镇静行气、消食化痰之功,实证可用。

(8) 痫症第八方

主治:痰痫不省人事,痴呆者。

组成:人参三钱,柴胡钱半,当归三钱,白芍四钱,半夏三钱,甘草一钱,生枣仁一两,天南星二钱,附子五分,菖蒲三钱，神曲二钱，茯苓二钱，郁金二钱。

用法：煎浓灌之，虽吐无妨，一睡二醒，病即愈矣。

【审查意见】古方加减，有通窍、利痰、安神之效。

（9）抱胆丸

主治：诸般疯狂癫痫，痰迷心窍等症。

组成：川郁金一两，天竺黄一两，雄黄五钱，白矾三钱。

用法：共为末，以落水猪心捣匀为丸，如梧子大，朱砂为衣。每日服一钱，以石菖蒲汤送下。

【审查意见】此方有豁痰、散郁、开窍之功，可用。

（10）痫症第十方

主治：痫症有痰者。

组成：胆星二钱，辰砂钱半，白附子二钱，钩藤二钱，黑豆五钱。

用法：为末，猪心血为丸，每服二钱，白水送下。

【审查意见】豁痰镇静可用。

5. 瘫痪

（1）瘫痪回春丹

主治：男妇中风，手足拘麻，筋骨疼痛，半身不遂，口眼歪斜。

组成：人参一两，乌蛇五钱，当归一两，川芎八钱，黄连五钱，羌活八钱，防风七钱，元参四钱，藿香八钱，白芷六钱，茯苓一两，麻黄五钱，天麻五钱，姜黄五钱，川牛膝两半，甘草五钱，桂楠五钱，蔻仁八钱，首乌一两，琥珀一两，黄芪一两，通经草二两，草蔻仁五钱，熟地一两，穿山甲三钱，全虫一两，灵仙八钱，葛根五钱，桑寄生八钱，细辛三钱，赤芍七钱，青皮五钱，于术一两，僵蚕一两，乳香六钱，没药六钱，朱砂六钱，香附五钱，天竺黄一两，附子五钱，生龟板七钱，沉香五钱，丁香五钱，胆星六钱，红花七钱，犀角五钱，朴根一两，地龙七钱，广木香一两，牛黄二钱，虎胫骨一对，银柴胡一两。

用法：将上药共为细面，蜜丸，如梧子大。每服二钱，开水空心温服。

【审查意见】治瘫痪之通行方，有活血通络、强壮镇静之功，可用。

（2）玉液活血酒

主治：中风半身不遂，腰腿疼痛瘫痪。

组成：虎胫骨一对，炙鳖甲八钱，口防风二两，秦艽二两，草薢一两，川羌活一两，川牛膝二两，川杜仲两半，枸杞子二两，白术一两，当归二两，松节二两，苍耳子二两，晚蚕沙一两，干茄根八钱，白花蛇一条，首乌五钱，广木香一两，土沉香三钱，细辛五钱，川芎一两，全当归三两，香附一两，红花八钱，桂枝尖一两，白芍一两，通经草一两，全虫五钱，灵仙八钱，僵蚕一两，白酒二十五斤。

用法：将上药共为粗末，用白布袋盛之，浸于酒内，十五日后，将酒悬于锅内蒸之，以三炷香为度，每早晚服二酒盅，空心服。

【审查意见】此系古方，但须常服。更宜详细诊查病情，分别加减，则更佳矣。

（3）瘫痪第三方

主治：手足瘫痪，麻木不仁，白虎历节，两胁走痛，半身疼痛。

组成：好真墨一锭，制乳香三钱，自当归五钱，白胶香三钱，草乌片二钱，地龙三钱，木鳖子二十个，五灵脂三钱，两头尖三钱，广木香三钱，川芎片三钱，细辛二钱，真台麝二钱，天麻二钱，何首乌三钱，明雄黄二钱，白附子四钱，南星三钱，川牛膝四钱，凌霄花三钱，虎胫骨一对（炙），自然铜二钱（煅），骨碎补三钱（去毛），五加皮三钱。

用法：共为细面，糯米和丸，每丸二钱。早晚空心服一丸，温白酒为引。

【审查意见】本方宜去好墨、白胶香方可。功专强壮兴奋，活血镇痛，疏络行气，用之必获良效。

（4）畅筋舒络丸

主治：男女左瘫右痪，半身不遂，口眼歪斜，腰胸疼痛，手足顽麻，语言謇涩，行步艰难，皮肤瘙痒。

组成：石柱参一两，当归片三钱，粉赤芍一两，川芎片两，口防风三钱，粉葛根一两，制乳香一两，制没药一两，朱血竭八钱，镜面砂一两，乌犀角七钱，干地龙钱，粉甘草二两，公丁香一两，白僵蚕一两，片脑三分，台麝香六钱，宫桂丝一两，川羌活三两，虎胫骨一对（炙），本牛黄四钱，明天麻两半，灵仙一两，天竺黄一两，何首乌二两，香白芷三两，台乌药一两，青皮一两，制香附二两，乌附片八钱，白蔻仁一两，骨碎补一两，川黄连两半，云茯苓一两，茅苍术二两，九熟地一两，真川军八钱，广木香两，土沉香两，细辛两，汉防己两，麻黄五钱，杭菊花两，秦艽片两，天南星两，白胶香两，苏全虫两半，香藁本两，白花蛇一条（新瓦焙干），两头尖八钱，明雄黄五钱，苏薄荷两，肥白及八钱，升麻片两，小茴香两，川甘松两，苦桔梗两，零陵香两，寒水石五钱。

用法：共为细面，炼梨花白蜜为丸，二钱重，以金箔为衣。每服一丸，空心温酒送下，日服二次。

【审查意见】功专强壮活血，行气镇痛，疏络通窍，祛风舒筋，祛湿清热。治瘫痪须久用，方能收效。

6. 腓腿痉挛

（1）腓腿痉挛第一方

主治：转筋起于足胕（俗呼腿肚）。

治法：以棉絮浸酒中煎热，取出裹之，冷再易之。

【审查意见】存待试。

7. 口眼歪斜

（1）活络还阳汤

主治：（佚失）。

组成：僵蚕三钱，钩藤五钱，当归五钱，赤芍二钱，生地二钱，广橘红钱半，木通二钱，杭菊花一钱，生口芪两，川朴一钱，金银花三钱，川芎七分。

用法：以水三茶碗，煎一茶碗，去渣，空心温服。

【审查意见】此方有搜风活络、调节神经之功，可用。

（2）口眼歪斜第二方

主治：（佚失）。

治法：甘遂、芥穗各等分，共为末。每服钱半，开水送下。

【审查意见】由风疾所致者可用。

（3）口眼歪斜第三方

主治：（佚失）。

治法：用蜣螂捣敷，左歪敷右，右歪敷左，即愈。

【审查意见】有效与否，尚不敢必，存待试。

8. 神经衰弱

（1）神经衰弱第一方

主治：头目眩晕。

组成：全当归八钱，杭白芍四钱，怀生地八钱，粉丹皮三钱，大玄参两，条沙参五钱，酒蒸军三钱，紫油桂六分，酒知母三钱，粉甘草钱。

一、内科

用法：水煎服。

【审查意见】滋阴活血，疏通气滞，有效。

（2）健肾补脑圆

主治：肾元虚羸，神经衰弱，健忘，头晕，腰痛，失精诸疾。

治法：生雄麻雀脑髓四两半，鸡子黄四两，半生半蒸熟，捣丸如桐子大，晒干，早晚空心服三四钱。初现神经衰弱，倦乏困睡，加云茯神二两，蛇胆、陈皮两，甜肉桂心钱；健忘，加菖蒲、远志各六钱，龙牙五钱；失精，加龙骨二两，牡蛎两，盐柏八钱，砂仁三钱；腰痛，加核桃仁、补骨脂各两；泻，加于术三两，伏龙肝炒两；咳嗽，加蛤蚧二枚，五味子膏八钱。

【审查意见】麻雀脑补脑益气，暖腰膝缩小便，鸡子黄解热补阴，治肾脏衰弱及神经衰弱，有滋补镇静之效，可资应用。

（3）神经衰弱第三方

主治：头晕胀痛，眼花耳鸣。

组成：天麻一钱，桑叶二钱，菊花三钱，薄荷两半，白芍二钱半，归身二钱半，川芎钱，青葙子钱半，钩藤钱半，竹叶钱。

用法：水煎服。

【审查意见】乃阴虚发汗之剂，治阴虚感冒，用之有效。

（4）救晕至圣丹

主治：气血虚弱发晕者。

组成：人参两，当归二两，川芎两，白术两，熟地两，黑姜钱。

用法：水煎服。

【审查意见】通行方，神经衰弱者用之有效。

(5) 神经衰弱第五方

主治：虚劳发热。

组成：地骨皮二两，柴胡二两。

用法：为末，每服二钱，麦冬汤调下。

【审查意见】此方宜再加鳖甲等滋阴之品，方可奏效。

(6) 毒麝散

主治：心烦意乱，坐卧不宁。

治法：麝香用一分，十五岁以下用五厘，研细，白开水送下。

【审查意见】通行单方，有兴奋之效，可用。

9. 四肢麻痹

(1) 舒筋神效汤

主治：四肢麻木，时疼时止。

组成：桂枝尖三钱，生白芍二钱，生芪三钱，钩藤二钱，僵蚕三钱，蘑菇三钱，当归三钱，川芎钱半，粉草钱。

用法：香附二分冲服，一剂轻，二剂好，三剂痊愈。

【审查意见】此方有活血、调节神经、通利关节之功，尚可应用。

(2) 四肢麻痹第二方

主治：手足麻木。

组成：南木耳八两（酒拌酒炒干），自当归一两四钱，苍术一两四钱，杜仲炭三钱五分，川乌片三钱半，草乌片三钱半，宣木瓜一两，炒神曲五钱，升麻七分。

用法：共研细面，入飞罗面一撮，用木瓜黄酒一壶半，和水为丸，如绿豆大，每日服二次。服三二日，病即减半，再服多日，以除根为止。如服药面，将木瓜黄酒浸入药内，焙干研面，用好醋五七滴，兑开水送下。如身痛并麻木，照前方分量，减去炒神曲、升麻二味，再加入制乳香、制没药

一、内科

各三钱,或面或丸。

【审查意见】有舒经、活络、升提之效,可用。

10. 手足痉挛

(1) 熄风疏木散

主治:麻痹症,四肢痉挛,手指撮紧,面不变色,口眼自如。

组成:嫩桂尖、黑杜仲、酸枣仁炒、远志肉(去心炒)、石菖蒲、云茯苓、宣木瓜各五钱酒炒,川牛膝(酒炒)、全当归、炙甘草各三钱,南木耳两。

用法:上药共为一处,焙干,杵散备用。若病发剧,临症无备,可作汤剂服,不拘时。每服必须食远空心,用淡黄酒送下三钱。

【审查意见】为治手足拘挛之通行方,用之当可获效。

(2) 手足痉挛第二方

主治:拘挛症。

组成:大黄芪三钱,当归三钱,独活三钱,茯神心中木三钱,红花五分,鲁木耳三钱(烙),乳香五分。

用法:水煎服。

【审查意见】气血不和者可用。

(3) 金粟丹

主治:疏风化痰,清火降气,咳嗽上气,喘急不定,嗽声不转,眼翻手搐。

组成:九制牛胆南星二两,明天麻两(姜汁炒),节白附两(姜汁炒),净全蝎两(去尾并盐炒),明乳香两(去净油),代赭石两(煨),真僵蚕两(炒),赤金箔五十张,真麝香三分,梅片三分。

用法:共为细末,炼蜜为丸,如梧子大。贴金箔为衣,每用一丸,姜汤化服。

【审查意见】有镇静、安神、祛痰、止咳之效,可资选用。

(4) 木耳舒筋丸

主治:男女拘挛疯麻半身不遂。

组成:南木耳八钱,当归钱,白芍两,川芎两,柴胡两,豆腐皮五钱,茯苓五钱,川牛膝一两,沙参五钱,桔梗五钱,杜仲五钱,木瓜五钱。

用法:共为细末,炼蜜为丸,如桐子大。每服三十丸,空心黄酒送下。

【审查意见】有活血舒经之效,治拘挛症可用。

11. 筋骨痛

(1) 筋骨第一方

主治:气血凝滞,湿痰流注,风寒湿痹,筋骨疼痛。

组成:归尾两,赤芍两,僵蚕两,延胡两,秦艽两,独活两,白芷两,红花五钱,苍术两,川乌五钱,草乌五钱,防风五钱,透骨草两,牛膝五钱,山甲五钱,艾叶两,乳香两,没药两。

用法:香油熬膏,贴用。

【审查意见】此方有行血驱瘀、燥湿温经、镇痛逐寒之效,治一切关节偻麻质斯疾患,可应用之。

(2) 筋骨痛第二方

主治:历节风转筋。

组成:人乳四两(男孩吃的),生蜂蜜四两,甜杏仁四两(去皮,焙黄,为末),核桃仁四两(焙黄,为末)。

用法:上四味药调匀,用大碗二个,各盛一半,上锅蒸一炷香,分二次温服。盖被发汗,忌风七日。二十多日,身轻体健,行动如常。

【审查意见】按:人乳含赤白血球,有补血之功;蜂蜜泻火润燥，杏仁润肺，核桃滋阴强壮。故此方用治衰弱性之历节筋骨痛，尚可收效。

12. 失眠

(1) 失眠第一方

主治：惊悸不眠。

组成：朱茯神三钱，远志二钱，炒枣仁三钱，柏子仁二钱半，天冬二钱，黄连钱，赤丹参二钱。

用法：水煎服。

【审查意见】有镇静之效，失眠可用。

(2) 失眠第二方

主治：心悸怔忡。

组成：朱茯神三分，远志三钱，杜仲三钱，生黄芪三钱，高丽参一钱，香附钱半，枣仁三钱，萸肉钱半，川黄连五分，肉桂二分，怀山药一两。

用法：水煎，早晚空心服，连服二三剂愈。

【审查意见】此方有镇静强壮作用，尚可应用。

(3) 失眠第三方

主治：色欲失眠。

治法：真正孩衣胞（洗净，焙干，研末）八分，归脾丸五钱，以上二味，共为末，系一次量，以远志、枣仁各二钱，煎汤，每晚送服药末。

【审查意见】此方补肾壮阳专剂，虚寒证有效。

(4) 失眠第四方

主治：烦躁不眠。

组成：干百合两半，紫苏三钱，龙骨二钱（煅），牡蛎二钱（煅），朱茯神三钱，枣仁三钱（炒），炒山栀三钱。

用法：水煎服。

【审查意见】此系古方，百合汤加减，烦躁失眠有效。

（5）失眠第五方

主治：阴虚失眠。

组成：生莲子五钱，西洋参钱半，朱茯神二钱，甘枸杞三钱，苦黄连四分，夜交藤三钱，酸枣仁二钱。

用法：以文武火煎，早晚空心服。

【审查意见】此方施治对症，当能有效。枣仁用量太少，宜酌增之。

（6）茯苓汤

主治：欲火太炽，思想太过，多梦不眠，夜卧不安。

组成：茯神钱半，远志钱半，枣仁钱二分，菖蒲钱，人参钱，茯苓二钱，黄连八分，生地八分，当归钱，甘草四分。

用法：水二盅，莲子七枚，捣碎，煎八分，食前温服。

【审查意见】此方对于所治病症有效。若服二三剂不效者，可于临睡时，服西药臭剥一瓦①，开水送下。藉其麻痹神经之力，俾汤剂易于见功。

13. 怔忡

（1）补脑健脾丸

主治：健忘怔忡。

组成：黄毛鹿茸三钱，西洋参一两，远志两，金毛狗脊五钱，当归身五钱，藏红花二钱，香附三钱，生怀山药两，甘枸杞两，元参五钱，寸冬五钱，生龙齿五钱。

用法：以上共为细末，醋糊为丸，如桐子大。每晚空心服二钱，以桂圆肉煎汤送服。

【审查意见】有健脾、镇静、壮阳之效，用于脑贫血神

---

① "臭剥"为溴化钾之日语（レゆうほつ）翻译；"瓦"为日本计量单位，系 gamme 的日语音译，相当于克。

经衰弱健忘怔忡,定当有效。

(2)柏麝爽神饮

主治:心神恍惚,睡多惊悸,小便频数,遗泄白浊。

组成:石菖蒲三钱,琥珀钱半,石柱参二钱,镜面砂钱,台麝香八厘,枸杞子三钱,赤茯神三钱,炒枣仁三钱,白当归三钱,胆南星钱半,广陈皮二钱,山药片二钱,炒白芍三分,紫菀片钱半,制半夏二钱,川芎片二钱,五味子钱,朱麦冬二钱,覆盆子二钱,柏子仁三钱,白通草钱半。

用法:水煎后,内加生蜜少许,空心服。

【审查意见】功专强壮滋阴,镇静安神,健胃利水。用于怔忡症有效。

14. 中风不语

(1)中风不语第一方

组成:射干三钱,薄荷叶三钱。

用法:水煎服。

【审查意见】由于痰涎闭塞者,用之有效。

15. 盗汗

(1)盗汗第一方

组成:莲子七个,黑枣七个,浮小麦一合,马料豆二合。

用法:水煎服。

【审查意见】轻症可用。

(2)盗汗第二方

治法:浮小麦带皮,文武火炒为末,每服二钱半,米汤饮下,日三服或煎汤代茶饮。

【审查意见】通行方,可备用。

(3)盗汗第三方

组成:酸枣仁(炒研),生地,白芍,五味,麦冬,竹叶、龙眼肉、西洋参。

用法：水煎服。

【审查意见】神经衰弱盗汗者，用之有效。方内分量，临时斟酌定之可也。

（4）盗汗第四方

主治：五心发热，夜间盗汗。

组成：龟板一两，麦冬三钱，石决明三钱，浮小麦三钱，小生地二钱，杭白芍二钱，淡竹叶一钱，五味子一钱。

用法：水煎服。

【审查意见】此方有滋阴凉血、清热敛汗之效，可用。

（5）盗汗第五方

主治：阴虚肾亏，体力疲弱。

组成：甘枸杞一两，黑大豆两半，桑葚子一两，何首乌一两，山萸肉五钱，桂圆一两，胡桃肉一两，五加皮五钱。

用法：熬膏，每用三钱，炖化，白水送下。

【审查意见】强壮专剂，虚证可用。

（六）循环器病

1. 水肿

（1）水肿第一方

组成：鲜生姜一钱，鸡蛋二枚，白菜生捣取汁二钱。

用法：将生姜捣成泥，放砂锅或钢锅内，用水一碗煮沸。再将鸡蛋捅一孔，滴于沸水之内，俟水再沸，蛋清蛋黄将熟未熟之时取出。然后再将白菜生捣取汁二三钱，与姜蛋汤共合一处。每日早晨服一次，忌盐百日。轻者数日见效，重者一月成功。

【审查意见】有和胃、滋养、利尿之功，水肿瘥后，用作调养之剂，最为相宜。

（2）水肿第二方

主治：水肿。

组成：猪苓钱半，泽泻二钱，木通二钱，车前子三钱，苍术二钱，青皮二钱，云苓三钱，广砂仁钱半，建曲二钱，香附二钱，紫油桂八分，大腹皮三钱，槟榔一钱半，木香钱半（另研），莱菔子三钱，杏仁二钱，大戟二钱，姜皮二钱，陈皮二钱，沉香钱半，蝼蛄一个为引。

【审查意见】此方有利尿散寒、消导停滞之功。对于水肿实证，兼食滞者，用之有效。

（3）水肿第三方

组成：巴豆皮二钱（炒黄），真川军三钱（半生半熟），广砂仁一两，广木香三钱，炒干姜三钱，甘遂钱半，甘草（水浸宿去黑头），牙皂二个（去筋）。

用法：共为细面，醋糊为丸，百草霜为衣，如豌豆大。每服四十九丸，白水送下，忌盐茶一百天。

【审查意见】此方行气、逐水、攻下之力甚大。水肿症之属实者，用之有效，虚人忌之。

（4）水肿第四方

组成：苍术钱半，陈皮钱半，川厚朴钱半，猪苓钱半，泽泻三钱，苓皮三钱，大腹皮三钱，桑皮三钱，炒神曲三钱，炒麦芽三钱，木香八分（研），砂仁钱半，焦白术三钱，二丑三钱，莱菔子三钱（炒研），生姜皮为引。

用法：每星期服二剂。

【审查意见】此方有健胃燥湿、消食导滞、行气消肿、利尿等功效，对于水肿及有食滞者可用。

（5）水肿第五方

主治：水气停滞，身发肿胀。

组成：桂枝二钱半，大黄二钱，甘遂八分，路路通二钱。

用法：以水二盅，煎一盅，去渣，晚空心顿服。

【审查意见】有去水导滞之效，虚人忌用（路路通即枫果）。

(6) 消肿利气丸

主治：腹胀水肿。

组成：商陆六分，木通三钱，大腹皮五钱，茯苓皮三钱，桑皮三钱，生姜皮二钱，椒目二钱，赤小豆二钱，槟榔二钱，泽泻二钱。

用法：共为细末，枣肉为丸。每服二钱，白水送下。

【审查意见】有消肿利尿之功，可用。

(7) 水肿第七方

主治：水臌膨胀。

组成：芫花、大戟、甘遂、泽泻、桑皮、芦巴子、葶苈子、防己、乌梅、二丑、川军、海蛤粉各三钱。

用法：研细末，每服五分，开水送下。

【审查意见】此十枣汤加减，为泄水之专剂，但大损真气，须慎用之。

(8) 涂脐膏

主治：臌胀，全身胖肿。

组成：巴豆、田螺、马前子各七个（土炮），独头蒜一个，麝香一分。

用法：共研细末，捣饼贴脐中，再用大张膏药盖之，以小便出、大便泄涎为度。

【审查意见】此方外用只可减轻病症，若欲全治，必须兼以内服之药，方可有效。

2. 血臌

(1) 血臌第一方

主治：血臌腹胀。

组成：生鸡内金二钱，生淮山药三钱，生杭芍三钱，连翘三钱，桃仁三钱，红花钱半，䗪虫三钱，赤芍钱半，大腹皮三钱，川朴皮一钱，乳香一钱，没药一钱，茯苓三钱，茅根三钱。

用法：水煎，空心服下。

【审查意见】有行瘀活血、消胀泄满之功，实证可用，虚人慎服。

3. 脑贫血

组成：川芎钱半，鹿茸一分（研末另包），人参一钱（研末另包），全当归三钱，黄芪三钱，大熟地五钱，炒白芍三钱，五味子钱，白术三钱，白茯苓三钱，炒建曲三钱，炙草一钱。

用法：生姜三片，红枣三个，水煎去渣，以药汁冲鹿茸人参末，分三次服之。

【审查意见】此系强壮剂，有益气补血、强脑健胃之功。对证可用。

4. 努伤

（1）消瘀通络丸

主治：努伤瘀血结聚，胁痛，咳嗽，喘息。

组成：茜草、郁金、苏木、汉三七、白古月、石榴各一钱。

用法：共为细面，面糊为丸，如梧桐子大。每服五丸或七丸，早晚各一次，白水送下。

【审查意见】有活血破瘀、消积散寒、行滞之功，可资应用。

（七）运动器病

1. 痿症

（1）起痿汤

主治：痿症不能步行。

组成：仙灵脾二钱，黄芪三钱，肉苁蓉二钱，桑寄生三钱，虎胫骨钱，猪蹄筋三钱，续断二钱，川桂枝钱，口蘑菇三钱，川木耳钱半，全归五钱。

用法：水煎，食前温服，日一次。

【审查意见】强筋补血，滋养津液，痿症可用。

（2）痿症第二方

主治：痿症湿热著筋骨者。

组成：金毛狗脊三钱，地骨皮二钱，知母二钱半，防己二钱，牛膝三钱，鳖甲三钱，五加皮三钱，薏苡仁三钱。

用法：水煎服。

【审查意见】有强筋壮骨、行瘀通络、清利泻热之效，对证可用。

2. 痹症

（1）痹症第一方

主治：痹症不能行走。

组成：蘑菇三钱，续断二钱，狗脊二钱，牛膝钱半，宣木瓜二钱，防己二钱，独活钱半。

用法：空心服，每日一次，连服五六剂。

【审查意见】痹症，我国古代医家多谓为风、寒、湿三者而来。查此方有舒筋、壮骨利湿、行瘀之功，对于下肢神经麻痹不能步履者，可用。

3. 腿痛

（1）腿痛第一方

组成：薏仁二两，芡实一两，茯苓三钱，肉桂一钱，牛膝二钱，草薢一钱。

用法：水煎服，多服自效。

【审查意见】由于风湿所致之腿痛者，用之有效。

（2）腿痛第二方

主治：寒腿疼痛。

组成：杜仲四钱，牛膝四钱，木瓜四钱，麻黄一钱，马前子八个（油煎黄色），鸡一只（男用公，女用母）。

用法：先将鸡杀死，剥去毛，净脏腑，用水洗过。再缝各药于布袋中，纳入肚内，用线缝口，取清水在砂锅内煮熟，去药袋，留肉尽量食之，微见汗即愈。

【审查意见】虚寒证有效，但马前子有毒，宜减轻用量为要。

（3）腿痛第三方

组成：淫羊藿钱半，防己二钱，杜仲三钱，川桂枝一钱，牛膝钱半，海风藤二钱，全当归三钱，桑枝三钱。

用法：水煎，空心兑黄酒一盅下。

【审查意见】有滋补兴奋、活血镇痛之功，可备应用。

4. 臂痛

（1）舒经酒

组成：片姜黄五钱，制乳香五钱，制没药五钱，油松节两，桂枝四钱，威灵仙五钱，宣木瓜两，鸡血藤两，全当归三两，桑枝五钱，川乌片四钱，草乌片四钱，天台乌八钱，千年健八钱，石楠叶四钱。

用法：上药储入纱囊，浸入白酒三斤中，隔汤煮熟，取出备用。临睡量饮，以知为度。

【审查意见】此方有搜风活络、镇痛之功，对症有效。

（2）臂痛第二方

主治：膊疼不能举手。

组成：桂枝尖钱半，生白芍三钱，生芪三钱，当归三钱，川芎钱半，粉草钱，钩藤二钱，僵蚕二钱，甲珠钱半，制乳香三钱，生姜三片。

用法：水煎服。

【审查意见】此方功能活血行瘀、疏达经络、镇止疼痛。对于原件主治病症，尚属可用。

5. 脚膝痛

（1）脚膝痛第一方

主治：肝肾亏损，脚膝酸痛，步履维艰。

组成：宣木瓜两，真虎骨五钱，茅苍术五钱，五加皮五钱，酒当归两，防己五钱，川续断两，桑寄生两。

用法：共研末，蜜丸，如桐子大。每服三钱，黄酒下。

【审查意见】有舒筋、壮骨、活血、利泻、止痛之效，可用。

（八）新陈代谢病

1. 糖尿病

（1）糖尿病第一方

主治：体虚之糖尿病。

组成：山药三钱，炙芪三钱，萆薢二钱，白茯苓三钱，潞参三钱，生白术二钱，枸杞二钱，菊花三钱，甘草钱。

用法：水煎服。

【审查意见】此方温润滋补之功甚宏，虚寒者以之久服（即可恢复固有之代谢机能），必能取效。

（2）三消流膏及丸

主治：消渴（热性者），淋疾（初起之热淋）。

组成：川黄连四钱，天花粉五两，鲜芦根五两，鲜莲根五两，生地黄二两，人乳两，蜂蜜两。

用法：先将前五味共捣取汁合炼之，加人乳、蜂蜜更炼为流膏（亦可炼为丸，如指头大）。素饮酒者，可加生葛根汁。每晚就寝前，开水冲服一匙（丸则用十粒）。

【审查意见】此方功能滋阴泻火、生津利尿。用于糖尿病之津液耗灼者，有效。

（3）糖尿病第三方

主治：消渴症。

组成：西洋参二钱，生绵芪五钱，五味子钱，花粉三钱，天麦冬各二钱，益元散三钱，黑元参三钱。

用法：水煎服。

【审查意见】有补气滋液，清热利尿之功，轻症属热者可用。

（九）泌尿器病

1. 小便不通

（1）小便不通第一方

主治：小便不利，急迫难受。

治法：看谷老，不拘多少，煎服即愈。

【审查意见】此系民间通行单方，可资试用。

（2）小便不通第二方

治法：车前苗四两，洋白糖四两，水煎车前苗，冲白糖服。

【审查意见】由热所致之小便不通者可用。

（3）小便不通第三方

主治：小便闭塞，属湿热者。

治法：用麝香五厘，甘遂二钱，烧酒半盅，三味填入脐内，以布鞋底熨之立通。

【审查意见】有通窍利尿之功，轻症有效。

（4）小便不通第四方

治法：陈米醋、新汲水各等分，一次服之，立效。

【审查意见】此系通用单方，能否利尿，存备试用。

（5）小便不通第五方

主治：火极，小便癃闭，点滴不出。

组成：朴硝二钱，牛膝二钱，白蜜一两，小麦五钱。

用法：前二味研末，小麦煎汤去渣，入蜜搅匀，饭前服之。

【审查意见】此方有泄热通结之效。若再加木通、滑石、芦根等利尿之品，则更佳矣。

（6）小便不通第六方

主治：男女大小便不通，危在顷刻者。

组成：田螺十个，葱白七根，麝香五分，轻粉三分。

用法：共捣成泥，敷脐上，以熨斗烙之。

【审查意见】此方有利尿之效，可用。

2. 小便不禁

（1）固脬丸

组成：熟地一两，枸杞一两，山萸五钱，五味五钱，龙骨二两，牡蛎二两，覆盆八钱，续断一两，鸡肠一条（焙），猪脬一具（焙），绵参二两，柏仁一两。

用法：上药同捣细末，米糊为丸，如桐子大。每服三钱，空心白汤下。

【审查意见】有固补收涩之功。虚性之小便频数者，用之有效。

3. 尿血

（1）尿血第一方

主治：尿血茎痛，淋沥不爽。

组成：小生地二钱，丹皮钱半，赤芍二钱，山栀钱半，萹蓄二钱，白芍三钱，猪苓二钱，木通钱半，草梢钱，琥珀五分，条芩钱半。

用法：水煎服。

【审查意见】此方配合精纯，有凉血、行瘀、清热、利尿之效，对证可用。

（2）清热地黄饮

主治：（佚失）。

组成：生地三钱，瞿麦三钱，萹蓄三钱，滑石二钱，山栀炭三钱，郁金七分，赤芍二钱，闽银花五钱，甘草梢钱半。

用法：上药九味，以水三茶盅，煎留一茶盅，去滓，空心温服。

【审查意见】有凉血利尿、清热破瘀、通滞止血、镇痛等效。尿血症瘀滞作痛者可用。

（3）尿血第三方

主治：热淋尿血。

组成：北沙参、广皮、蒺藜、生地、桑白皮（炒黄）、莲房壳、蒲黄（炒）、阿胶、地榆、黄柏（盐炒）、扁柏叶。

用法：上药各三钱，加姜一片，水煎，饭后服。

【审查意见】淋症之由于内热兼溺血者，可资选用。

（十）生殖器病

1. 遗精

（1）遗精第一方

组成：菟丝子一斤（洗净，以好酒浸三日，然后捣如泥），金樱肉四两（去净毛），牡蛎四两。

用法：共捣一处，每服三钱，一日三次，青盐汤送下。

【审查意见】有固精收涩之效，虚证可用。

（2）九品丹

主治：遗精白浊。

组成：金樱子三钱（用肉），金钱斛六钱，建莲子一两二钱，川牛膝钱半，山萸肉三钱（用肉），金锁阳钱半，牡蛎粉钱半，车前子钱半。

用法：共为细末，山药煮糊为丸，如桐子大。每服三十丸，空心青盐汤送下，一日早晚二次。

【审查意见】此方功能补肾固精、清心利尿，阳痿不摄、精自外泄者，用之有效。

（3）遗精第三方

主治：见色流精。

组成：川草薢三钱，粉丹皮三钱，淡天冬钱半，细生地四钱，北沙参三钱，菟丝子三钱，云茯苓三钱，湘莲肉（朱砂拌）七粒，元参钱半，川黄柏钱，生牡蛎六钱，蛤蚧二钱。

用法：共研末，蜜丸，如桐子大。每服三十丸，食前开水下，久服神效。

【审查意见】有滋液镇静、清心固精、收摄之功。对于虚弱患者，淫欲亢炽，致使精不自固而外泄者，用之有效。

（4）遗精第四方

主治：（佚失）。

组成：白术三钱，苦参三钱，龙骨二钱（煅），牡蛎二钱（煅），益智仁钱半，青盐五分，芡实二钱，椿皮三钱，连须三钱，枸杞二钱，鹿角七分（水磨），朱砂二分，黄芪三钱，金樱子三钱。

用法：水煎，温服。

【审查意见】此方系强壮收敛合剂，虚证用之有效。

（5）遗精第五方

主治：夜梦鬼交泄精。

组成：鹿角五分，巴戟肉三钱，柏子仁二钱，天冬二钱，远志二钱，莲须二钱，覆盆子二钱，黄柏钱半，决明二钱，牡蛎三钱。

用法：作煎剂，空心服。

【审查意见】此方滋阴补肾为主，固精收敛为佐。用治夜梦鬼交，精汁外泄者（按：此多属淫欲过盛之故，青年多患之），甚为合法，可用。

（6）遗精第六方

主治：火旺阴伤，遗精浊带等症。

组成：藕节三钱，青松叶二钱，侧柏叶二钱，生地三钱，玉竹三钱，天冬钱半，女贞子二钱，旱莲草三钱，生牡蛎三钱，莲须二钱，云苓三钱。

用法：煎服。

【审查意见】有清心固精、滋液收涩之效，可用。

（7）心虚遗精第七方

主治：（佚失）。

治法：朱砂末二钱，莲子心五钱，麦冬三钱，合研混匀。另取猪心一个，焙干研末，调匀。临卧服三钱，开水送下。

【审查意见】此方用朱砂镇心，莲子麦冬清心，更以猪心之动物脏器，补益人体心脏之不足。方简而纯，适合主治之用，但须持续久服，方能根治。

（8）遗精第八方

组成：莲子心两，飞辰砂钱，左牡蛎五钱，枸杞子一两，淮山药两，莲须二钱，白茯苓三钱。

用法：为末，醋糊为丸，空心白水下三钱。

【审查意见】有清心固涩之效，可资应用。

（9）遗精第九方

组成：白术八钱，山药二两，人参二两，生枣仁二两，远志二两，麦冬四两，芡实二两，北五味两，车前子二两。

用法：为末，蜜丸。每服五钱，开水送下。

【审查意见】本方宜酌加龙骨、牡蛎、黄柏等固精清火之品，方可奏效。

(10) 遗精第十方

治法：用刺猬皮毛焙焦，每服一钱至二钱，开水送下。

【审查意见】民家验方，效否待试。

2. 缩阳

（1）缩阳第一方

主治：男子因寒外肾抽缩。

治法：鲜姜三两，捣烂用布拧取汁一盅，盛大盅内，对准生殖器孔，姜汁自然吸入即愈。

【审查意见】生殖器非服药之具，存疑待试。编者以为可用姜汁内服或送下龟龄集三分至五分，再用艾火灸脐下，则见效较为可靠。

（2）缩阳第二方

主治：脱阳腹痛，小便往腹内缩小。

组成：高丽参三钱，白术五钱（土炒），制附子二钱，炮姜二钱，吴萸一钱，紫油桂二钱，广木香钱半。

用法：先服汤药，随后再用龟龄集一瓶，分三次以黄酒送下。一服见效者，止后服。

【审查意见】此方温补化寒之功甚大，下元虚寒者，用之有效。

（3）缩阳第三方

组成：附子片、黑姜各五钱，吴萸、小茴香各一钱。

用法：水煎服。

【审查意见】附子有强心作用，能兴奋神经，鼓舞细胞生活之力，与黑姜、吴萸、小茴等品合用，对于一切虚寒证，用之有效。

3. 白淫

（1）白淫第一方

主治：（佚失）。

组成：黄柏二钱，琥珀八分，生龟板三钱，泽泻二钱，龙齿二钱，牡蛎二钱，白芍钱半，云苓三钱。

用法：水煎，温服。

【审查意见】此方有清热、利尿、收敛之效。内有湿浊者可用。

4. 阳痿

（1）阳痿第一方

组成：人参三两，熟地八两，黄芪五两，白术八钱，肉桂二两，山萸三两，巴戟五两，苁蓉三两，麦冬五两，北五味两，覆盆子五两。

用法：共为末，蜜丸，每日饭后半饥时，用一两，以酒送下。

【审查意见】本方以补气益精为主，于阳痿不举症可用。惟虚而有火者不宜。

（2）阳痿第二方

主治：阳痿不振。

治法：猪肾一对切片，枸杞半斤，以豆豉汁一盏，同椒盐煮羹，空心服。

【审查意见】本方以补肾为主，但食猪肾以补肾，前人已论其不当，方药所用，藉其引导而已。但其性寒，肾有虚热者宜食之，若有虚寒者，非所宜矣。

（3）补肾丸

组成：熟地半斤，巴戟四两，山萸四两，北五味子两，薏仁三两，芡实四两，牛膝三两，山药四两。

用法：为末，蜜为丸，每服五钱，开水送下。

【审查意见】此乃强壮滋补之剂，可资应用。方中可酌加杞子、肉苁蓉等当益有效。

5. 阴头生疮

（1）阴头生疮第一方

治法：以白蜜调生甘草末涂之。

【审查意见】可备试用。

二、妇科

（一）经病

1. 龙骨丸

主治：妇人经来，臭如夏月之腐味。

组成：自归身二钱，川芎八分，杭白芍一钱，怀生地一钱，剪云苓六分，龙骨一钱，牡蛎一钱，螵蛸一钱，细黄芩六分。

用法：炼蜜为丸，如桐子大。每服一钱，空心温水送下。

【审查意见】此方有活血凉血、清热滋阴之功，可用。

2. 经病第二方

主治：经前腹疼。

组成：当归三钱，川芎一钱，桃仁三钱，元胡一钱，红花钱半，枳实五分，青皮五分，广木香五分，香附钱半，炙草一钱。

用法：水煎服。

【审查意见】本方有活血、破瘀、导滞之力。凡有瘀滞，而经前腹疼者，服之有效。

3. 经病第三方

主治：妇女经闭不通。

组成：银花二钱，归尾三钱，赤芍二钱，桃仁一钱，甘草一钱。

用法：上药水煎，将小茴香二分研末或加麝香一分，用药汁冲服。

加减法：重者，酌加三棱、莪术、陈皮、香附、益母草、红花等药。

【审查意见】本方加入红花、香附、益母草最佳，既能行血，尤善调气，实症宜用之。

4. 固血汤

主治：经漏终年不止，色淡而多。

组成：东参二钱，白术二钱，茯苓三钱，生地炭二钱，炒白芍三钱，阿胶三钱，艾炭二钱，姜炭五分，乌贼骨二钱，菟丝子三钱，杜仲三钱，川断二钱，益智仁二钱。

用法：水煎服。

【审查意见】功能止血，经漏下血，用之有效。

5. 经病第五方

主治：妇女经血不调，发热不止，心悸气弱少眠。

组成：自归片三钱，大腹皮三钱，女贞子三钱，茯神四钱，制香附二钱，茯苓三钱，地骨皮三钱，西洋参钱半，炒枣仁三钱，元参二钱，龙眼肉五钱，合欢花三钱，石菖蒲二钱，生地炭二钱，阿胶珠二钱。

用法：水煎，温服。

【审查意见】和血安神，调寒热可用。

6. 经病第六方

主治：妇人行经，多日不止。

组成：自当归三钱，杭芍四钱，炙芪三钱，潞党参六钱，生地炭二钱，云苓二钱，黑芥穗钱半，棕皮灰钱半，百草霜钱半，白茅根钱半，甘草一钱，引用刺菁根十条。

用法：水煎服。

【审查意见】功专止血补气，虚证可用。

7. 调经毓麟丸

主治：妇女经水不调，或前或后，寒热腹疼，两胁膨胀，赤白带下，不能受孕等症。

组成：台乌药一两，制香附一两（童便浸），当归三两（酒浸），云茯苓二两（乳汁浸），醋郁金五钱，菟丝子二两（酒洗），鹿角霜三钱，醋元胡三钱，吴茱萸二钱（酒炒），西川芎三钱（酒炒），盐炒白芍三钱，祁艾三钱（炒黄）。

用法：上为细末，蜂蜜、红糖为丸，如桐子大。早晚服三钱，白水送下。

【审查意见】按：气郁者，血不行，故寒热往来者，其月事恒多不调。本方主行气散结，佐以理血清热之品，可用。鹿角霜性微温，为补督任动脉之要药，用止带下有效。

8. 经病第八方

主治：妇人月经愆期，不能受孕者。

治法：红花、黑艾、当归、益母草各三钱，用新鲜鸡蛋一个，以针在中部扎七窟，并药一同煎之。煎好先吃鸡蛋，后服药，经水将尽之日以内服药，方有效验。

【审查意见】红花行血之力甚猛，方中用量颇大，无瘀者慎不可用。

9. 经病第九方

主治：专治妇人血瘕作痛，脐下胀满或月经不行，发热体倦等症。

组成：当归一钱，桂心六分，玄胡索一钱，炒白芍钱半，血竭一钱，炒蒲黄一钱。

用法：上药为末，每服二钱，空心温水调下。可常服之，至愈为止。

【审查意见】此方有活血、破瘀、止痛之功，血寒用之有效。

10. 经病第十方

主治：血气刺痛，腹中积聚，月经不匀。

组成：玄胡索五钱（去皮醋炒），当归一两（酒浸），五灵脂五钱，赤白芍各八钱，醋三棱三钱，台乌药五钱。

用法：上药为末，酒糊丸，如梧子大。每服三钱，空心温开水下。

【审查意见】通结、镇痛、行气之方，可用。

11. 女宝丹

主治：调经种子，安胎保孕。

组成：当归六两（酒炒），生地六两（酒蒸），白芍三两（酒炒），川芎三两（童便浸，晒），条芩四两（酒炒），广皮二两，阿胶三两（酒浸），香附四两（童便、盐、酒、醋制），砂仁二两。

用法：以上如法制为细末，另将益母草二斤半煎膏，和炼蜜及阿胶为丸，如桐子大。每服五钱，空心白水汤下。

加减法：月事后期来者，去条芩，加炮姜灰一两，蕲艾二两；有痰者，加制半夏三两，白茯苓四两；有白带者，加白薇四两；气虚甚者，加党参三两，山药四两；安胎，用白蜜丸，不用益母膏；如腰痛，加山萸、杜仲各三两。

【审查意见】此即古方妇宝丹加减。治气血不调，经水愆期，带下不能受孕者可用。

12. 龟龄药酒

主治：妇人下部寒冷，久不受孕，以及男子阳痿，久服有效。

组成：鹿角三钱，甲珠二钱，菟丝饼三钱，细辛五分，木香二钱，锁阳、生地、故纸、枸杞、天冬、粉草、红蔻骨皮各三钱，肉桂五分，杜仲炭、五味子、五加皮、紫草、自熟地各三钱，香附三钱，当归、白芍各一两，木瓜、广皮、青皮、菊花、巴戟、续断、两头尖、川芎、防风、牛膝、山药、栀子、良姜、冬花、红花、蔻仁、茅术、泽泻、白芷、枳壳、独活、甘松、山柰、川乌、草乌、砂仁、苁蓉、淫羊藿各二钱；

公丁香一钱，母丁香一钱，紫霄花二钱，丹参三钱，半夏三钱，茯苓三钱，党参一两，生芪三钱，虎骨三钱，茯神三钱，桂元肉三两，海马一对，洋参三钱，石燕一对；

藿香二钱，檀香二钱，零陵香二钱，木香二钱半，乳香二钱半，排草香二钱，沉香二钱，附子二钱，以上七香不煮，酒成再浸。

雄黄三钱半，朱砂三钱半，胡桃仁四两，陈蜜二斤，红糖三两，冰糖二两，橘并二两，青红系二两，白草根五钱，以上九味，亦是酒成再下。

【审查意见】本方以强壮、调经、行气为主，以之制酒服用，收效颇广，可备应用。先将以上诸药，分装七袋，浸酒内三日。然后再用烧酒三十六斤，黄酒四斤，武火煮一炷香之时即成，入土中一宿，以出火气。

13. 种子神效方

主治：专治妇人不孕。

组成：茄南香、檀香、草蔻、细辛、三丁蔻、生川军、炒枳壳、炒芡实、胆南星、川乌。

用法：上药各用四分为细末，蜜作二丸。当妇人行经后，男用一丸，姜汤下，女用一丸，白萝卜下，即能受孕生子。但女人经期对，然后服之。

【审查意见】寒证有效，内热者不宜用。

14. 经病第十四方

主治：气血不调，经水愆期，带下浊淋，不能受孕者。

组成：当归三钱，川芎钱半，艾绒二钱，白芍二钱，香附一钱，阿胶三钱，潞参二钱半，山药二钱，麦冬钱半，炙草一钱。

用法：水煎服。

【审查意见】此方调经之常用方,兼有益气止带之功,虚者宜之。

15. 䖟虫行经饮

主治:妇女血积癥瘕,月水不行,发热腹胀;室女经候不通,脐腹疼痛。

组成:䖟虫钱半,川椒一钱,蓬术一钱,干漆一钱,党参三钱,青皮一钱,官桂一钱,凌霄花二钱,刘寄奴二钱,红花一钱,白芷二钱,桃仁二钱,赤芍钱半,川牛膝二钱,川芎二钱,全当归五钱,麝香少许为引。

用法:水煎,空心温服。

【审查意见】本方有通经、破瘀、镇痛之功,可用。若用之不效时,可易䖟虫改用水蛭,人但以水蛭性猛,鲜有用者,然临床上用䖟虫不效,有用水蛭收效者。书载水蛭气味平咸无毒,主破恶血、癥瘕、积聚,其破血之力缓,故不伤新血,且不伤气,是其专长。对于妇人月闭癥瘕之症,诊得脉不虚弱者,可酌用之。本方虚弱患者,决不可用。

16. 经病第十六方

主治:血瘀经闭,满腹疼痛,上下牵引。

治法:盖生漆的纸烧灰存性,每服三分,白开水送下。

【审查意见】干漆主破瘀血。经闭腹痛,内有瘀停者,可用,但于胃虚及无瘀血者,不可用。

17. 经病第十七方

主治:妇人心中发热,少腹常痛,经寒久不受胎,经水紫黑稀少或过期不至,脉两尺迟涩,两寸关洪大或弦数,或腰腹胀痛,或经行干呕等症。

组成:淡吴萸一钱(平时腹不通,兼之火旺者,减去五分;腹空常痛者,加五分),全当归五钱,正川芎钱半,杭白芍三钱,嫩桂尖(手足常冷,兼之麻痹者,用嫩桂尖,否则用桂枝心）一钱，真阿胶三钱（烊冲），法半夏二钱，淡条参芩钱半，台参钱半（津液不足，口常干苦，素体火旺者，以洋参二钱代之），粉丹皮钱半，拣寸冬四钱（常时口干、唇红、舌红赤者，用五钱，并加生地二钱；胸腹胀满者，加四制香附钱半），淡生姜切薄片五分（体寒痰多易呕者，用二钱，暑月少减）。

用法：上药水煎服，每于经行时服起，日服一剂，每月三四剂。

【审查意见】此乃古方温经汤，为调经种子之主方。加减得宜，对证投剂有效。

18. 经病第十八方

主治：郁热凝结，月经不调，呕逆诸症。

组成：川楝子（去核）二钱，元胡索一钱，黄连（姜汁炒）八分，炒山栀仁钱半，紫丹参三钱，香附米（四制）二钱，法半夏二钱，桃仁泥二钱，当归尾三钱，川郁金一钱，高良姜五分，建泽泻二钱。

用法：水煎服。

【审查意见】泻湿热，治呕逆，凉血破瘀可用。

19. 种子灵宝丹

主治：专治妇女久不受孕，经水不调，子宫寒冷。

组成：人参三钱，当归三钱，白芍三钱，乳香二钱，没药二钱，沉香三钱，白蔹二钱，广皮二钱，吴萸一钱，茯苓三钱，白附子五分，川朴根一钱，五味子二钱，川牛膝二钱，黑艾四钱，桂心一钱，檀香一钱，元胡一钱，红花一钱，坤草八分，南星二钱，丹皮三钱，广木香三钱，紫石英二钱，青皮二钱，细辛钱半，川芎二钱。

用法：共为细面，蜜为丸，如桐子大，俟妇女经净之日，即行服药。每服二十丸，开水空心服，早晚服。

【审查意见】经闭瘀结，胸膈不利，呕吐腹痛或崩漏者，本方有逐瘀、生新、镇痛、调气之效，可备应用。

20. 经病第二十方

主治：月经不调。

当归五钱（酒洗），陈皮一钱，川芎八分，白芍二钱（酒炒），元胡索七分（醋炒），大熟地二钱半，吴茱萸二分（滚水泡，去黑水，去蒂梗，酒炒），香附钱半（酒炒），茯苓一钱，丹皮一钱，麦冬三钱。

加减法：经行先期色紫者，加条芩一钱半（酒炒）；经行后期色淡者，加官桂五分，炮黑姜五分，艾叶五分（醋炒）。

用法：引用生姜，水煎，空心温服；渣再煎，临卧服。侯经行日服起，连用四剂，次月再服四剂，不可妄为加减。若兼有外感他症，则且缓服。

【审查意见】有通经、散瘀、开郁之功，但月事先期者不宜。

21. 通经破血紫金膏

主治：经水不调，赤白带下，脐腹疼痛。

组成：肉桂五钱，附子二两，乳香五钱，小茴三钱，当归三两，川芎一两，蒲黄五钱，五灵脂五钱，赤芍五钱。

用法：用麻油二斤，盛铜锅放火上，候油将红时，将药放油内，微焦去渣，用甘草条搅匀阴干，敷布上贴之。

【审查意见】有行血止痛之效，寒证可用。

22. 经病第二十二方

主治：妇人经水不止，渐成崩漏，经血淋漓不断者。

治法：芡壳不拘多少，水煎频频饮之。

【审查意见】存疑待试（芡壳即芡实之壳也）。

23. 取经丹

主治：妇人月经不通，不论新久。

组成：乳香、没药、红花、桃仁、葱白各等分。

用法：上药为末，糊丸，如核桃大，绵裹三层，送入阴户三四指深，约一炷香，恶物自下。

【审查意见】此方有攻瘀通经之功，惟纳入阴户，恐引起膣内发炎，用者宜慎之。

24. 经病第二十四方

主治：妇女经血不调。

组成：当归钱半，川芎一钱，川山甲一钱，红花一钱，桑皮一钱，桃仁一钱，没药五分，乳香五分，五灵脂一钱，元胡五分，炙草一钱，陈皮钱半。

用法：水二盅，煎八分，空心温服。

【审查意见】通行方，有消瘀、活血、止痛之效，可用。

（二）带下

1. 止带妙应丸

主治：妇人赤白带下。

组成：陈石灰一两，云茯苓一两，莲须一两，山药片二两。

用法：以上四味，共研细面，将山药打糊作小丸，每服三钱，莲子汤送下。

【审查意见】石灰有止血作用；莲须固精气；山药滋阴固元，生用佳；茯苓通补兼长。此方以治赤白带下，可用。

2. 带下第二方

主治：妇人赤白带，滑脱不禁。

组成：白芷二钱，海螵蛸四钱（煅），血余一钱（炒黑），黄酒四钱为引。

用法：煎服即愈。

【审查意见】海螵蛸即乌贼鱼骨，有固涩下焦之功，为治妇人赤白带下之主药。

3. 带下第三方

主治：妇人白带。

治法：用荞面一两，鸡子青和丸，如绿豆大。再用佛手花煮水送下，七日吃完。

【审查意见】可备试用。

4. 带下第四方

主治：妇人白带。

治法：干粉条四两，白水二碗，煮令及软，病人温食。能用者一次，连水用尽；不能用者，二次亦可。

【审查意见】存疑待试。

5. 带下第五方

主治：妇人白带白浊白淫。

组成：赤茯苓二钱，莲子三钱，山药三钱，芡实二钱，车前二钱，椿皮钱半，白鸡冠花钱半，香附一钱，砂仁一钱，陈皮一钱，木通八分，猪苓七分，泽泻八分，元参二钱，莲须一钱，炒白术一钱，苍术八分，白芍二钱，柴胡六分，制半夏一钱，西洋参钱半，甘草一钱。

用法：水煎，临卧时服；渣再煎服，连服三剂。

【审查意见】调气，行血，燥湿，制泌，用于寒湿证有效。

6. 带下第六方

主治：白带。

治法：莲蓬壳焙焦研细末，熟鸡子，去黄取白，裹末面服。

【审查意见】蓬房用以止血崩下血溺血，有收涩作用，可备用。

7. 带下第七方

主治：妇女腰部冷热相攻，并觉疼痛及赤白带下，下部

二、妇科

虚冷，淋漓不断，久无子息等症。

组成：黄芪五钱，鸡内金三钱，煅牡蛎三钱，全当归三钱，远志二钱，肉苁蓉四钱，五味子二钱，煅龙骨三钱，桑螵蛸五钱，附子一钱，九熟地三钱，卷柏二钱，白石脂三钱，川芎一钱，山甲二钱，黑艾四钱，代赭石二钱，桑寄生三钱，黑地榆二钱，广木香一钱，藿香一钱，吴萸一钱，公丁香一钱，香白芷一钱，零陵香一钱，茯苓四钱，白芍五钱。

用法：共为细末，以醋煮糯米糊为丸，如桐子大，空心每服六十丸，温水送下。

【审查意见】此方配合得宜，功用颇广，用之当能收效。

8. 带下第八方

主治：白带。

治法：用绿豆芽连头根三斤，洗净后加水二大碗，煎透去渣，再加生姜汁一两，黄蔗糖四两，慢火收膏。每日早上，开水冲服，约十二日，服一料。

【审查意见】可备试用。

9. 带下第九方

主治：带下赤白，日久不愈。

组成：益母花三钱，茉莉花二钱，厚朴花一钱，玫瑰花二钱，泽兰叶三钱，云茯苓三钱。

用法：水煎，食前顿服。

【审查意见】此方有收敛作用，能收缩子宫之黏膜，又方中茉莉花，乃辛热之品，不宜恒用。

10. 带下第十方

主治：妇女赤白带下。

治法：苦参、丹皮、牡蛎粉各一两，研末，用雄猪肚一个，水三盅，煮烂，捣泥为丸，梧子大。每服三钱，温水加黄酒少许送下。

【审查意见】牡蛎为治女子带下之要品，苦参、丹皮有理血凉血之功，雄猪肚能通行血脉。本方治内热者，寒证不宜用，他如阿胶、香附、龟甲、蒲黄、白芍等均可酌用。

11. 加减易黄丸

主治：虚寒白带，多年不愈。

组成：炒山药二两，白果一两，盐炒小茴一两。

用法：共为细末，炼蜜为丸，如梧子大。每服一钱，每早空心服一次，临卧时服一次，用温水送服。

【审查意见】本方寒证可用。茴香性温，体热者不宜。

12. 带下第十二方

主治：室女白带，冲任虚寒腰酸疼。

组成：鹿茸（酒蒸，焙）一钱，金毛狗脊、杜仲、白蔹各一两。

用法：共为末，打面糊丸，如梧子大。每用一钱，空心温水送下。服一料，即愈。

【审查意见】有温补虚寒制止分泌之效，可用。

13. 完带散

主治：湿热白带，发热身肿。

治法：大贯众一个，陈醋浸一日一夜，取出晒干，去毛炒过存性，为细末。每早空心开水冲服，每服二钱。

【审查意见】贯众能清湿热、止崩带，用醋浸者，取其有收涩作用，可资应用。但脾胃虚寒无实热者，忌之。

14. 带下第十四方

主治：湿热带下。

组成：芍药五钱，香附三钱，黄柏三钱，椿根皮一钱半。

用法：共为末，面糊丸，如桐子大。每服四五十丸，空心米汤送下。

【审查意见】此方有燥湿清热之功,可备应用。

15. 白带第十五方

主治:(佚失)。

组成:焦白术钱半,苍术一钱,台参二钱,川续断三钱,山药二钱,白芍三钱,陈皮一钱,牡蛎二钱,川牛膝二钱,生薏米三钱,车前子二钱。

用法:水煎服。

【审查意见】利水,祛湿,收涩,益气,可用。

(三) 血崩

1. 血崩第一方

主治:妇女气虚,崩中漏下。

组成:人参三钱,于白术二钱,陈皮钱半,黄芪五钱,甘草一钱,当归五钱,升麻五分,醋柴胡五分,生白芍四钱,广三七五分,黑艾三钱,黑蒲黄钱半,丹皮钱半,棕皮炭三钱。

用法:水煎,空心温服。

【审查意见】有补气活血之效。

2. 血崩第二方

主治:(佚失)。

治法:用莲蓬七个烧存性,为末,一次温水冲黄酒少许送服。

【审查意见】莲蓬有收敛作用,专止血崩下血溺血,此方可备用。

3. 血崩第三方

主治:(佚失)。

组成:生芪五钱,当归五钱,白术钱半,续断钱半,贡胶三钱,黑芥穗五分,三七一钱,炙草二钱。

用法：水煎服，连服二三剂，即效。

【审查意见】有益气止血之功，可用。

4. 血崩第四方

主治：（佚失）。

组成：汉三七二钱，棕皮炭六钱，炮姜炭一钱。

用法：共研细末，用滚水加黄酒少许，冲服一钱。日服三次，三日服完。

【审查意见】本方温经止血。寒证，用之有效。

5. 血崩第五方

主治：（佚失）。

组成：焦芥穗一钱，汉三七三钱。

用法：水煎服。

【审查意见】二药虽为治血崩之必需，但只此二味，收功亦鲜。如棕皮炭、海螵蛸、炒白芍、煅龙骨、煅牡蛎等均可酌加。再诊得脉弱者，加参芪；热甚者，加生地、酒芩等方妥。

6. 血崩第六方

组成：归身五钱，川芎二钱，芥穗五分，杭芍三钱，熟地四钱，阿胶珠三钱。

用法：黄酒少许为引，水煎服。

【审查意见】川芎性辛窜，非血症所宜，以去之为当。

7. 血崩第七方

组成：当归五钱，头发一撮（剪下烧灰），草纸一张（烧灰），京墨一钱。

用法：以上四味，共研细面，和一处，服之立止。

8. 血崩第八方

组成：地榆炭二钱，全当归三钱，阿胶珠三钱，西红花七分，冬瓜子二钱，川续断钱半，煅龙骨二钱，煅牡蛎二钱，陈棕炭三钱，百草霜钱半，怀山药三钱，甜杏仁二钱，莲蓬炭三钱，炒白芍三钱，野台参三钱，棉花子二钱半。

用法：水煎，温服。

【审查意见】此方功专收涩止血，配合得宜。方中棉花子宜烧灰存性用。

9. 血崩第九方

主治：妇女崩漏，腰痛难伸。

组成：木耳五钱（炒见烟，研末），牛膝三钱，棕炭三钱，延胡索一钱，远志二钱，杜仲三钱，姜炭五分。

用法：以上各研末，调匀备用。每晚空心服一钱，温水加黄酒少许送下。

【审查意见】此方药品有止血之功，血漏用之可，血崩恐不胜任也。

10. 地榆生地芩连汤

主治：妇人血崩，属于肾动脉扩张太过，已成久病状态者。

组成：生地榆二钱，生地黄四钱，生白芍三钱，川连一钱，黄芩一钱，茅根二钱，蒲黄二钱，莲须三钱，黑栀子二钱，生牡蛎三钱，炙草钱半，生姜一钱。

用法：水煎汤，食前服。

加减法：服二剂，崩止后，去芩、连，再服二剂，即愈。

【审查意见】有凉血止血之功，可用。

11. 引血归原汤

主治：（佚失）。

组成：生熟地各四钱，麦冬三钱，白芍二钱，荆芥炭、茜根、甘草各一钱。

【审查意见】此即引气归原汤加减。对于大怒腹痛，可用。治血崩功效不确。

12. 补胎血汤

主治：血崩胎漏及胎动腹痛。

组成：当归三钱，川芎一钱，赤芍二钱，黄芩二钱，艾叶钱半，阿胶三钱，白术二钱，大腹皮二钱，熟地三钱，香附钱半，炙草钱半，台乌二钱。引用生姜、红枣，不拘多少。

用法：水煎服。

【审查意见】方药与主治症候尚切。惟赤芍性能破血，用之不当，可易白芍为妥。

13. 血崩第十三方

治法：鸡冠花肥大者一枚，去茎叶，水煎顿服。

【审查意见】鸡冠花，甘凉无毒，能治一切血症，可用。

14. 血崩第十四方

组成：大生地五钱，牡丹皮钱半，山药三钱，条芩（酒炒）钱半，阿胶珠三钱，香附（酒炒）钱半，白芍（酒炒）三钱，白术（炒）钱半，黄连（姜汁炒）八分，陈皮钱半，甘草一钱，引用生姜三片，枣一枚。

用法：水煎服。

【审查意见】此方有泄热止血之功，血热妄行之症，可资选用。

15. 如圣散

主治：（佚失）。

组成：棕榈皮、乌梅肉、干姜俱烧存性各等分。

用法：为末，每服五分，空心乌梅汤调服。一方单用棕皮炭为末，每服一钱，野台参五分煎汤送下。

【审查意见】通行方，对于轻度之脑贫血，可用。附方棕皮炭为末，野台参煎温送服，洵简便极效之验方也。

16. 血崩第十六方

主治：妇人血脱。

组成：元参三钱，酒生地五钱，杜仲三钱，川断三钱，黑芥穗五分，茯神三钱，远志二钱，山药三钱，炙草一钱，自归三钱，焦白术钱半，山萸肉二钱，地榆三钱，乌梅二钱，菟丝饼二钱，枣仁钱半。

用法：水煎服。

【审查意见】失血过多，形神不安者，用之有效。

17. 血崩第十七方

组成：益母草三钱，归身八分，知母二钱，川芎钱半，汉三七五分，陈棕皮炭三钱。

用法：水煎、空心温服。

【审查意见】通行方，有活血止血之功，可用。

18. 血崩第十八方

主治：血崩。

组成：大生地四钱，炒白芍三钱，煅龙骨四钱，生龟板五钱，生鳖甲三钱，生口芪五钱，地榆炭三钱，十灰散五分（另包），黑芥穗五分。

用法：水煎，冲十灰散服之。

【审查意见】此方治气虚，阴虚，血崩有效。

（四）干血痨

1. 干血痨第一方（五台县王县长传）

主治：（佚失）。

治法：猪血一碗在杀猪时趁热饮之，立见功效，血即下行。

【审查意见】据传方人面称，曾经多次试验，确有伟效。

2. 干血痨第二方

主治：（佚失）。

治法：白木耳（水泡胀，去蒂，晒干，炒为末）、核桃仁（去皮，捣如泥）各三钱，白水加黄酒少许煮服，过半炷香全身汗出，是验之证。

【审查意见】此方有通润血胀之功，可备应用。

3. 干血痨第三方

主治：（佚失）。

组成：白鸽子一只，血竭（病一年者用一两，二年者用二两）、当归五钱，丹参三钱。

用法：先将白鸽杀死，剥去毛，去尽肚内一切，纳入各药，以针缝合，用无灰酒煮数沸，令病者服之，血行即愈。

【审查意见】此方有益气和血之效，可用。

4. 干血痨第四方

主治：（佚失）。

组成：全当归五钱（酒炒）、怀牛膝二钱、粉丹皮二钱、丝瓜络三钱、丹参二钱、谷芽三钱、川红花一钱、玫瑰花二钱、海蛤粉四钱（包）。

用法：水煎，食前服。

【审查意见】活血行瘀，可资应用。

（五）阴挺

1. 阴挺内消散

组成：川椒、乌头、白及、蛇床子各五钱。

用法：共为细末，分七次用。绸裹纳阴中，腹中觉热易之，日一度，明日仍复用，如此七日愈。

【审查意见】阴挺症之原因或由产后罹风或由子宫虚冷。此乃古方，主疏风散寒，对证可用。

（六）阴痒

1. 阴痒第一方

主治：（佚失）。

治法：桃仁泥五钱，雄黄三钱（研末），蛇床子二钱（研末），三味研匀，用鸡肫肝切片，蘸药纳阴户中，其虫即入肝，而痒自止矣。

【审查意见】此方有燥湿止痒、杀虫祛风之效，一对于阴痒即阴蚀疮，均可应用。

（七）阴户生疮

1. 阴户生疮第一方

主治：妇人阴疮。

组成：枯矾四钱，皮硝二钱，大茴香钱半，雄黄三钱，冰片五分。

用法：上药共研末，以黄蜡一两，烊化为丸，从阴户纳入。

【审查意见】妇人阴户破烂瘙痒者，用此方有止痒、燥湿、败毒之效，可用。

2. 阴户生疮第二方

主治：专治妇人阴中生疮。

组成：当归、独活、白芷、地榆、败酱、白矾、蛇床子各五钱。

用法：用水煎汤，再用新布一尺温洗，如此数次，即愈。

【审查意见】阴疮若属梅毒性的，必兼内治（注射606），外用此防腐收湿之剂洗涤，方效。

（八）癥瘕

1. 癥瘕第一方

主治：妇人癥瘕痞块，腹坚如板，按之疼痛，体瘦食减。

组成：蓬莪术二钱，当归五钱，桂心二钱，赤芍三钱，槟榔三钱，昆布二钱，琥珀钱半，木香钱半，桃仁三钱，鳖甲三钱、酒军三钱、川楝子三钱、延胡索三钱。

用法：上药研末，水泛丸，如绿豆大。空心，白水下三钱，早晚各一次。

【审查意见】此方与所治病症适合，用之有效。但体虚脉弱者，宜加参、芪各三钱。防其过热，再加天冬三钱，酒芩二钱。消化不良者，加生鸡内金二钱，既可消癥瘕兼能藉以健胃也。

2. 青附金丹

主治：（佚失）。

组成：青皮四两（硝石五钱化水浸），香附四两（童便浸），郁金二两（生矾五钱化水浸），丹参二两（姜汁浸）。

用法：四味研末，醋丸，如麻子大。搢令光，再用人参、当归各一钱，白术、茯苓、半夏各一两，陈皮、甘草各五钱，研细面，以米饮泛在小丸上，晒干或加入益母膏和丸，阿魏水泛丸更效。每服三钱，开水送下，轻者半料，腹中积块可望渐渐消除，不伤正气。

【审查意见】此方有疏滞、破积、调经之功，可用。

3. 癥瘕第三方

主治：专治妇人腹内坚硬不移之癥块。

组成：川羌活、川独活、玄参、官桂、赤芍、炮甲珠、生地、两头尖、大黄、白芷、天麻，以上各五钱，槐、柳、桃枝各三钱，土木鳖子二十枚，乳发如鸡子大，芒硝、阿魏、乳香、没药各五钱，苏合香油五钱，麝香三钱。

用法：上药先十六味，用真麻油二斤四两浸之，春五夏三秋七冬十，煎黑去滓，入乱发再熬，滤清，下黄丹，入芒硝、阿魏、乳香、没药，取起离火，入苏合香油、麝香调匀成膏，每用两许，摊大红绫上，贴患处。此膏对正癥块，以棉花纸捲上芒硝，铺平指厚，于患处用熨斗熨一时许，日三次，月余药力尽，其膏自脱，便愈。

【审查意见】疏气破积，消瘀散寒，可资应用。

（九）腰腿疼

1. 活血舒经丸

主治：妇女腰腿疼痛及周身麻木，不能行步。

组成：蔄苴子三两，当归五钱（酒洗），枸杞三两，南木耳三两（去蒂），川芎五钱（微炒），羌活五钱，鹿角胶五钱（炒），豨莶草五钱，上肉桂五钱（去皮），南苍术五钱（土炒），川牛膝五钱（盐水浸之），木瓜五钱，乳香五钱（去油），没药五钱（去油），明天麻五钱。

用法：以上共为细末，饴糖为丸，每日三钱，黄酒送下。

【审查意见】祛风除湿，镇痰活血，可资应用。

2. 秘制舒筋丹

主治：妇女腰腿疼痛，手足痉挛等症。

组成：木耳半斤，南苍术四两，生川乌二两，生草乌二两，川牛膝四两，川杜仲四两，生乳香一两，生没药一两，焦神曲一两。

用法：共为细末，水泛为丸，如绿豆大。空心，每日两次，每次一钱，开水送下。

【审查意见】有祛风、燥湿、活血之效，可用。

3. 活血散

主治：女人周身麻木，四肢不运，血不荣筋，腰腿酸痛。

组成：生川乌一分，生草乌一分，红花一分，闹羊花一分。

用法：共研细面，分四包，每日服半包，温水为引。

【审查意见】本方麻醉性甚强，用者慎之。又方中可加牛膝、狗脊、归身等药。

4. 舒筋散

主治：妇女寒伤腰腿筋骨疼痛。

组成：全当归一两，拣元胡三钱，广桂楠一钱（去粗皮），青皮二钱，香附二钱。

用法：共为细末，每服三钱，空心，温水加黄酒少许送下。

【审查意见】有祛瘀活血之效，可用。

5. 腰腿痛第五方

主治：妇人腰痛。

组成：元胡一钱，当归五钱，桂心一钱，杜仲二钱。

用法：上药为末，温水送服。

【审查意见】此乃如神汤加味，治因寒腰痛有效。

（十）妇科杂症

1. 养阴清热汤

主治：妇女骨蒸发热，作止有时。

组成：粉丹皮钱半，地骨皮三钱，条沙参三钱，当归三钱，川黄连一钱，青蒿三钱，柴胡一钱，鳖甲三钱，龟板三钱，知母三钱，粉草一钱。

用法：水煎服。

【审查意见】有滋阴清热之功，对于骨蒸发热症，可用。

2. 辟邪丹

主治：妇人与鬼魅交通兼治瘟疫。

组成：虎头骨二两，朱砂、雄黄、雌黄、鬼白、皂荚、芜荑仁、鬼箭、藜芦各一两。

用法：上药为末，炼蜜为丸，如弹子大。囊盛一丸，男左女右，系臂上或当病人房内烧之。

【审查意见】瘟疫重症，须诊断病症，对症用药，详本会出版《中国急性传染病学》。本方汇集辟秘之品，系臂上或烧烟熏之，功效不专，不可恃为救急之具也。

3. 温解散

主治：妇人冷积腹疼难忍。

组成：五灵脂三钱，元胡二钱，胡椒二钱，白豆蔻二钱，良姜二钱，广木香（切片晒干）二钱半，全当归一钱，炒白芍三钱，青皮二钱，台乌二钱。

用法：将以上各药，研为极细末，收贮瓶内，用时温水调服。壮者服一钱，弱者服五分，幼童服一分，食前服。忌食物，待次日吃稀米汤，二日后再吃干饭，永不再发。

【审查意见】对于所治症候有效。

4. 妇科杂症第四方

主治：妇人不愿流乳。

组成：当归三钱，杭白芍三钱，焦白术三钱，茯苓三钱，神曲三钱，麦芽五钱。

用法：肥枣三枚，乌梅二个为引，煎汤服。

【审查意见】通行方，可资选用。

5. 妇科杂症第五方

主治：妇人内热瘀滞，小腹疼痛难忍者。

组成：当归三钱，川芎二钱，元胡索二钱，五灵脂钱半，制乳没各一钱，酒条芩钱半，川黄柏二钱。

用法：水煎服。

【审查意见】对症有效。

6. 妇科杂症第六方

主治：妇人小便血。

组成：紫菀五钱，焦地榆三钱，酒军一钱，车前子二钱，泽泻二钱，贡阿胶三钱，炒白芍三钱。

用法：水煎，空心服。

【审查意见】有凉血止血、通利小便之功,可用。

7. 妇科杂症第七方

主治:妇女血逆血厥,痛极拒按。

组成:归尾三钱,山楂二钱,制香附二钱(酒洗),红花一钱,乌药钱半,青皮一钱,木香七分,泽泻钱半,郁金钱半,丹皮一钱。

用法:水煎服。

【审查意见】有破瘀舒滞之效。

8. 舒肝开胸散

主治:妇女肝气不和,胸闷等症。

组成:瓜蒌皮三钱,炒枳壳八分,川朴花一钱,生白芍三钱,青皮一钱,土沉香五分,薤白一钱,川郁金钱半,全当归三钱,桔梗钱半,粉草钱半。

用法:煨姜一片作引,水煎服。

【审查意见】对证可用。

9. 加减附子理中汤

主治:妇女大便下血。

组成:辽党参三钱,焦白术钱半,炙甘草一钱,炮姜炭一钱,制附子八分,全当归三钱,炒白芍三钱。

用法:水煎,温服。寒证可用,热证不宜。

【审查意见】大便下血,因大肠伏热,肠中血管破裂之故,治宜清热、凉血、止血之品,可用生地、地榆、丹皮、阿胶、椿根皮之类,但炮姜、附子宜去之。

10. 平安散

主治:妇人胎前产后杂病。

组成:三棱、莪术、槟榔、牙皂、黑白丑、茵陈各一两。

用法:共为细末,陈醋白面打糊为丸,如绿豆大。每服一钱。

胎衣不下,用黄酒童便送;或榆皮烧灰,黄酒煎汤送下。

难产,用黄酒童便送服,须臾自下。若倒逆背横亦用此引,或用蚕连烧灰黄酒送下;或榆皮烧灰一两,黄酒送下;或陈棕罗底烧灰,黄酒送下。

产后口干、心闷、发热、发渴,用醋浸红花,黄酒煎汤送下。如恶物不尽,亦用此方。

产后乍寒乍热,用童便送下。

产后全身浮肿,面目色黄,用瞿麦汤送下。

产后失音不语者,用童便送下或生黑豆淋酒送下。

产后癫狂,如见鬼神,用童便送下。

产后脐腹作痛、雷鸣、下痢不止,用萝苋三片,古铜钱三个,共煎汤送下。

大小便秘,用全当归、木通煎汤送下。

产后心腹胀满,呕吐不止,用生姜煎汤送下。

产后中风,发搐初起,眼涩,口禁,肌肤跳动,腰背均急,用黑豆淋酒送下。

产后血崩不止,头痛心烦,身体羸瘦,赤白带下,用黄酒送下;如吐血者,常用桑白皮、红花汤送下,或童便亦可。

产后肚脐疼痛及两胁刺痛,用黑豆淋汤送下,或瞿麦八分,煎汤送下。

产后经脉不通,至于干血,四肢无力,积聚败血成块,渐成黄病,用当归红花煎汤送下。

产后心腹满刺痛,气喘,用通草、红花、桑白皮煎汤送下。

产后黄肿疼痛,四肢沉重,口干舌枯,用当归、荆芥、槐角子、红花煎汤送下。

产后痞闷发疼，用茴香送下；或生姜七片，桃仁七个去皮，红花黄酒煎汤送下。

妇人久不成胎，月信不调或多或少，或清或浊，赤白带下，小腹作痛，面目虚肿，忌服瘦损，用乳香、当归汤送下。

室女天癸不通，腹内积聚成块，以致乍寒乍热，渐成羸瘦，心中痞闷，饮食无味，用红花、川山甲汤送下。

【审查意见】按：本方所用药品，有瘀积停滞者相宜，虚者忌服。又服丸药，宜用温水送下，用黄酒及童便皆不妥，宜改正之。

11. 八宝坤顺丸

主治：妇科调经和血，胎前产后各症。

组成：益母草八钱（酒洗），白芍八两（酒洗），白茯苓五两，川芎三两，全当归八两（酒洗），广木香三两，东参二两，月季花三百朵（用红的），甘草二两。

用法：上药共为细末，加老酒四两，炼蜜为丸，每丸重二钱。

临产时，用黄酒送下一丸，能安神定魂，调和气血。

一切难产或横生不顺，或胎伤或胎死连日不能分配，童便黄酒送下一丸。

产后儿枕作痛，用黄酒送下一丸。

产后衣胞不下，用童便黄酒送下。

一切死胎，不能生产，腰腹胀痛，命在须臾者，炒盐汤送下。

产后中风，牙关紧闭，半身不遂，失者不语，左瘫右痪，手足软弱，角弓反张，不省人事，薄荷汤送下。

产后气短，不思饮食，红枣汤送下。

产后四肢及面目浮肿，用木瓜汤送下。

产后四肢及面目发黄者，用茵陈汤送下。

产后伤寒，头痛，恶寒，发热，无汗，用葱汤送下。

产后痰喘嗽吼，恶心吐酸，四肢无力，自汗盗汗，生姜半夏汤送下。

产后血晕血迷，不省人事，用乳香没药汤送下。

产后血风身热，手足顽麻，百节疼痛，口渴咽干，童便送下。

产后惊悸，如见鬼神，狂言妄语，心虚胆怯，行动害怕，朱砂汤送下。

产后憎寒壮热，身出冷汗者，用童便送下。

产后恶血不下，脐腹疼痛，用童便黄酒送下。

产后鼻衄或吐血，用藕汤送下。

产后出血过多，已成崩漏，头眩眼黑，用当归汤送下。

产后心血不足，不能安眠，用枣仁汤送下。

赤痢，用红花汤送下。

白痢，用老米汤送下。

大便不通，用芝麻汤送下。

小便不通，用车前子汤送下。

赤带，用红枣汤送下。

白带，用艾叶汤送下。

泄泻，用炒苡米汤送下。

心胃疼痛，用陈皮汤送下。

血气疼痛，用木香汤送下。

腰腿疼痛，用淡姜汤送下。

胸腹及小腹疼痛，用童便、黄酒，加姜汤送下。

膝胫疼痛及足后跟疼痛，下部虚肿，用牛膝汤送下。

产后乳痈及一切痈疽，无名肿毒，用醋调敷患处，黄酒送下一丸。

妇人无子嗣，月水不调或子宫寒冷，不能产育者，每日用黄酒送下一丸。

【审查意见】本方功效，在补血活血。原件主治极杂，有多数不合者，宜辨明病症，分别用药。又服丸药，用黄酒及童便送服，终嫌不妥，宜用温水为宜。

12. 妇科杂症第十二方

主治：妇女抽麻症。

组成：明天麻一钱，山药二钱半，钩藤二钱半，五谷虫二钱（烧存性），木耳二两。

用法：以上药共为细面，分开八顿，早晚用温水送服或晚间单服一顿亦可。

【审查意见】上列各药，治抽麻症，尚属可用。

13. 妇科杂症第十三方

主治：妇人血虚发热，口舌生疮。

组成：全当归五钱，条沙参四钱，白芍三钱，自生地四钱，胡黄连一钱，川黄连一钱。

用法：水煎服。

【审查意见】通行方，有补血清热之功，可资应用。

14. 妇科杂症第十四方

主治：妇人结气成淋，小便淋沥或溺血或如豆汁。

组成：贝齿四个（烧为末），冬葵子五钱，滑石末一两，石膏一两。

用法：水七升，煮二升，纳猪肪一两，煎三沸，分三次服之。

【审查意见】妇人因热结成淋，小便淋沥者，此方有清热利水之功，可用。

15. 妇科杂症第十五方（王义水荐）

主治：妇人抽风。

组成：荆芥、防风、川黄柏、白芷、白术、当归、钩藤、郁李仁，以上各三钱，木耳底二两。

用法：以上药共为细末，炼蜜为丸，每丸重五分，早晚空心温水送下一丸，忌生冷、荤、荞面、鱼肉、海味等物。

【审查意见】此乃祛风镇痉之剂，可资选用。木耳底不详，待正。

三、产科

（一）胎动

1. 胎动第一方

主治：妊娠胎动不安或惯小产。

组成：川续断（酒浸）、杜仲（姜汁炒去丝）、全当归、白芍各二两。

用法：研末，枣肉煮烂为丸，如桐子大。每服三钱，空心米饮下。

【审查意见】妊娠胎动不安及小产之原因甚多，此方主治项下，概未注明，但其所用各药，对于血亏腰痛之胎动，用之有效。又胎动小产，乃属急症，用丸药系预防性质，不可恃为救急之具也。

2. 安胎防险坠方

主治：怀孕提重伤胎，致阵阵腰酸，甚至见红欲坠者。

组成：上黄芪三钱（蜜炙），条黄芩二钱半，生白芍、川续断、川杜仲、甘枸杞、淮山药、沙苑子各三钱，炙甘草一钱，归身三钱，砂仁五分，五味子五分加苎麻根三钱。

用法：水煎服，一日两剂。

【审查意见】此方有补气、固胎、止痛之效，可用。

3. 安胎神方

主治：妇人生育过多，气血亏损，以致极易动胎及一切跌伤、房劳、搬运、动胎下血，腰腹疼痛，气下坠者。

治法：大熟地三钱，胸腹气胀者，须以西砂仁末一钱，同捣极烂，自归身三钱（酒洗），酒杭芍二钱，正川芎一钱半，火旺性急之人，口常干苦者，须减去不用，以炒条芩一钱二分代之，否则气寒腹胀者，切勿减去，以其能行血中之滞气故也。绵杜仲二钱（盐水炒），川续断钱半（酒炒），此味或易菟丝饼二钱亦妙，台党参三钱（米炒），气虚者以酒炒北绵芪二钱代之，漂于术二钱，新会皮钱半，天生芩三钱，如时值炎暑，孕妇口干而苦者，可加米炒结西洋参二钱，肥麦冬钱半，去参术不用，否则切勿加减，且易此二味，即川芎不必更换，恐过凉而滞气血液，阿胶珠二钱（蛤粉炒），炙甘草一钱，糯米百粒引，水煎，连服二剂，自愈。

【审查意见】此方有补血益气、止血定痛之功。用于气血亏损，跌伤搬运，房劳腹痛等胎动者有效。

4. 胎动第四方

主治：安胎。

组成：归身二钱半，白芍二钱半，白术一钱，砂仁八分，熟地二钱，肉苁蓉二钱，香附八分，黄芩一钱，陈皮六分，桔梗五分，丹参一钱，菟丝子二钱，茯苓二钱，生地二钱。腰痛，加杜仲二钱；虚弱加西洋参钱半，炙黄芪二钱，甘枸杞二钱；吐血加阿胶珠钱半；恶阻加竹茹一钱；下血加地榆二钱；内热口渴加麦冬钱半，去砂仁。

用法：水煎，温服，作丸剂，亦可用白蜜为丸。

【审查意见】此乃通行方，对于气血亏损、崩中恶阻等所致之胎动者，均可用之。

5. 安胎四物汤

主治：妇人有孕，或努力胎动，或跌打胎动，或感气胎动，或房事胎动，或无故胎动甚者见血不止。

组成：九熟地五钱，当归身四钱，川芎二钱，炒白芍二钱，黄芩一钱，焦白术钱半，焦艾一钱，阿胶珠钱半（蛤粉炒），肉苁蓉二钱，川续断三钱。

用法：水三盅，煎一盅，温服。连服数剂，以痛止血不见为愈。

【审查意见】此系胶艾汤加味,有和血、止血、调经之功,可用。

6. 胎动第六方

主治:孕妇恶阻,胎气不安,气不升降,呕吐酸水。

组成:香附子二钱,藿香一钱,淡竹茹三钱,伏龙肝五钱,粉草一钱。

用法:水煎,饭前服。

【审查意见】此方有调气解郁、开胃止呕之功,可用。

7. 胎动第七方

主治:补胎。

组成:大口芪三钱,贡阿胶三钱,云茯苓二钱,杜仲二钱,酒条芩钱半,川续断钱半,生白芍三钱,炙草五分。

用法:糯米为引,水煎服。如见红者,加黑地榆、黑祁艾各二钱。

【审查意见】气血不足致胎不固者,用之有效。

(二)胎前杂病

1. 胎前杂病第一方

主治:孕妇乳肿,发冷发热。

治法:全皂角一个(烧灰存性),黄酒三两,一次顿服,食前用。

【审查意见】有散肿消毒之效,可资试用。

2. 胎前杂病第二方

主治:妇人有孕,适感伤寒、斑疹等症。

组成:生地二钱,当归一钱,连翘三钱,银花二钱,酒芩一钱,薄荷叶钱半,知母钱半,泽泻一钱,杭菊花三钱。

用法:水煎,温服。

【审查意见】通行方,有清热败毒之功,可用。

3. 胎前杂病第三方

主治：妊娠下血。

组成：生鹿角屑、当归各五钱。

用法：水煎服，二剂即愈。

【审查意见】此方有散瘀活血之功，对证可用。

（三）难产

1. 难产第一方

组成：熟地黄五钱，炙黄芪一两，归身一两，茯神三钱，党参一两，龟板一两，川芎三钱，白芍一两，枸杞一两。

用法：水煎浓，只服头煎，不服二煎。

【审查意见】气血虚弱，无力产出者，可用。

2. 难产第二方

主治：难产久不下者。

组成：熟地一两，真成芪一两（蜜炙），归身四钱，白茯神三钱，台党参四钱，净龟板四钱（醋炒），川芎一钱，白芍三钱（酒炒），枸杞子四钱。

用法：水煎，服头煎，勿用二煎。

【审查意见】临产气血虚弱，历久不下者，服此方有效。

3. 难产第三方

主治：下胎。

组成：人参、甘草、川芎、丹皮、川红花、桃仁、黄芩、蟹爪各一钱。

用法：水煎服。如胎不动者，再服。

【审查意见】通行方，有开通子宫、行血利窍、下胎之功，可资应用。

4. 难产第四方

主治：下胎。

组成:川红花、瓜蒌、牛膝、瞿麦、当归各一钱。
用法:水煎服。
【审查意见】通行方,下胎可用。

5. 难产第五方

主治:妇人坐草三四日不下。
治法:蜜一盅,香油一盅,好酒一盅,三味合煎服之。
【审查意见】存待试。

(四) 产褥热

1. 产褥热第一方

主治:产后血热(产褥热),全身发热,恶寒头痛,骨节痛,恶露不净。
组成:全当归六钱,抚川芎四钱,青蒿三钱,酒炒生地三钱,盐炒黄柏二钱,南红花五分,拣桃仁钱半,生鳖甲三钱,焦山栀三钱,知母钱半,龟鹿二仙胶二钱,地骨皮二钱,粉丹皮钱半,焦益母三钱。
用法:童便半杯煎,温服。
【审查意见】此方清血、退热、逐瘀之功颇效,堪备应用。

(五) 血晕

1. 增损归脾生化汤

主治:妇人产后血晕。
组成:当归三钱,川芎一钱,红花一钱,桃仁三钱,姜炭五分,炙芪二钱半,茯神二钱半,竹茹一钱,炙草五分,丽参钱半(去芦),远志八分(去心),丹皮炭八分。
用法:水二盅半煎八分,掺童便少许服之。
【审查意见】此方于补气补血之中,佐以红花行瘀之品,治脑贫血甚佳。

2. 血晕第二方

主治：妇人产后血晕，不省人事。

组成：红娘二个（去头足），乳香五分，没药五分，当归五钱，川芎二分，白芷二分，芥穗一分。

用法：共为细面，遇症时量其轻重，用药至多一钱。服药后，用三棱针刺眉心出血，立醒。

【审查意见】此方有行瘀活血之功，可用。

3. 血晕第三方

主治：妇人产后血迷，不省人事。

组成：当归五钱，川芎二钱，汉三七一钱，蒲黄钱半，五灵脂一钱，红花一钱，益母草二钱，姜炭五分，桃仁七分，香附钱半，元明粉一钱，荆芥穗一钱，炙草八分，泽兰叶一钱。

用法：水煎，温服。

【审查意见】有止血行瘀之效，可用。

4. 血晕第四方

主治：妇人产后血迷。

组成：黑杜仲二钱，黑芥穗一钱，全当归一两，炙芪三钱，川芎二钱，炮姜四分，桃仁一钱，白术一钱，炙甘草一钱。

用法：水煎服。

【审查意见】此方有补益气血之功，虚弱者可用。

5. 妇人产后血迷散

主治：产后血迷。

组成：上血竭二钱，镜面朱砂一钱，真山羊血一钱，荆芥穗炭一钱。

用法：共研细面，每服一钱，温水送下。

【审查意见】产后瘀血，上动攻心者，此方有活血行瘀、清热镇逆之效。

6. 产后血迷血脱救急方

主治：产后血迷血脱。

组成：当归片五钱，川芎片一钱，炮姜炭五分，大口芪五钱，棕皮炭二钱，熟地炭二钱，炒白芍二钱，川续断二钱半，炒地榆二钱，炙甘草一钱。

用法：水煎服。

【审查意见】产后血脱不省人事，此方有补血、益气、止血之效，可用。

7. 血晕第七方

组成：口黄芪八钱，全当归五钱（酒浸），川芎二钱（酒炒），芥穗炭二钱（存性），陈丝罗底钱半（烧灰），岩朱砂四钱。

用法：共为细末，分三付，一日服尽，即愈。

【审查意见】产后贫血症，用之有效。

8. 血晕神效汤

组成：人参三钱，当归五钱，川芎二钱，益母草三钱，原红花一钱，炙草一钱，黑姜一钱，桃仁一钱。

用法：水煎服，服后忌油腻、生冷。

【审查意见】产后气血两虚有瘀者，此方有补益消瘀之效，可用。

9. 血晕第九方

主治：产后血迷不省人事。

治法：全当归一两，九地五钱（同砂仁一钱捣），羊不吃草三钱（以羊血浸一宿），益母草五钱，麝香三厘，先将各药煎好，然后将麝香研细末，以药汤冲服，服后即醒，再服痊愈。

【审查意见】产后血亏不省人事者，此方有补血活血、兴奋神经之效，可用。

10. 血晕第十方

主治：产后血晕不省人事。

组成：野台参六钱，苏木一钱，当归五钱，川芎一钱，益母草三钱，石菖蒲二钱，莲肉三钱，红糖五钱。

用法：待药煎好，再把红糖调入，随时温服，服后即醒。

【审查意见】通行方，有活血、行瘀、开窍之功，可用。

11. 血晕第十一方

主治：（佚失）。

组成：自归片三钱，川芎钱半，大口芪五钱，川续断三钱，香附二钱，川牛膝钱半，黑芥穗五分，车前子二钱。

用法：水煎服。

【审查意见】有活血、消瘀、补气之效，车前子、川牛膝似不相宜，可去。

12. 天龙散

组成：全当归六钱（酒浸），川芎二钱，益母草三钱，广木香二钱。

用法：共研极细，每用三钱加入陈醋一匙，开水冲服。血脱病亦可医治，用人参一钱，炙黄芪钱半，研细面，临时加入，病愈后，不可再用。

【审查意见】此方有活血、消瘀、行气之效，血行不利，用之相宜。

13. 血晕第十三方

主治：妇人产后血迷。

组成：秋石块一两，上朱砂九钱，老山血珀（琥珀石）四钱，三九金十张。

用法：共为细面，每服钱半，童便送下。

【审查意见】产后瘀血上冲,此方有退热、镇逆、消瘀之效。

14. 血晕第十四方

主治:妇人产后血迷。

组成:全当归五钱,川芎钱半,桃仁钱半,泽兰叶钱半,五灵脂钱半,生蒲黄一钱,红花一钱,炮姜炭五分,荆芥穗五分,炙草一钱。

用法:童便为引。

【审查意见】产后瘀血冲心,发迷者可用。

15. 血晕第十五方

主治:妇人产后血晕,不省人事。

组成:红娘两二钱,当归五钱,川芎三钱,朱砂二钱。

用法:共为细末,每服一钱,温水送服。

【审查意见】行血、活血、镇静心神,可用。

16. 销魂散

主治:产后恶露已尽,忽昏晕不知人事。

组成:泽兰叶二钱,西洋参二钱,川芎一钱,甘草一钱。

用法:上共为末,用温酒、热汤各半杯,调灌一二钱,能下咽即开眼。若以漆纸或干漆烧烟熏之更妙。

【审查意见】古方,治产后气虚血晕有效。

(六)恶露不止

1. 恶露不止第一方

组成:败酱草一钱,当归二钱,续断钱半,泽兰二钱,白芍二钱,白茯苓三钱。

用法:水煎服。

【审查意见】此方有散恶血之效,可用。

三、产科

（七）恶露不行

1. 逐瘀定痛方

主治：产后恶露不行，或行之极少，心腹胀满，并有瘀块，痛如刀刺。

组成：全当归三钱，川芎钱半，紫丹参三钱（酒炒），酒元胡钱半，益母草二钱，泽兰叶三钱，五灵脂二钱（生用），光桃仁二钱（炒捣），南山楂二钱（糖炒），炙草六分。

用法：水煎服，有真琥珀磨汁分许同冲服更妙，痛止块消即停服。

【审查意见】通行方，有破滞、消瘀、止痛之效。

2. 恶露不行第二方

主治：（佚失）。

组成：五灵脂五钱，生蒲黄三钱，丹参八钱。

用法：水煎，空心服，加黄酒少许为引。

【审查意见】通行方，对证可用。

（八）血崩

1. 血崩第一方

主治：（佚失）。

治法：伏龙肝二两，百草霜五钱，上二味，以开水搅匀，澄清服。

【审查意见】此方有调中止血之效，可用。

2. 血崩第二方

主治：（佚失）。

组成：人参钱半，当归三钱，白术二钱，黄芪二钱，丹皮炭二钱。

用法：水煎服一剂，轻二剂，止三剂，痊愈。

【审查意见】产后气血虚弱，血崩不止者，此方有补血、益气、止血之效,可用。

（九）乳汁不通

1. 乳汁不通第一方

主治:(佚失)。

治法:蚂蚁卵不拘量,阴干研细末,贮瓶内备用,每用一二厘,温开水冲服切效。

【审查意见】此系民间单方,是否有效,姑存待试。

2. 立通乳汤眼

主治:妇人乳眼不通。

治法:核桃仁五钱(打烂),通草一钱,甲珠钱半,先用黄酒与白酒将通草甲珠煎汤,用此汤冲核桃仁服之,乳眼即通。

【审查意见】此方有补养气血、通窍经络之功,可用。

3. 一味胎盘散

主治:下乳(产后气血亏虚,乳汁不足)。

治法:胎盘一具无毒者,不拘他人自己俱可,先将胎盘分割为六块或八块,洗去血液,至成洁美之肉块,再划作细条,焙于土器上,由干而烧存性,研细末,分为三十包,贮入瓷瓶,密封。每日用一包,分三次,温开水调服。服此剂后,切忌房事。有乳痈症或因瘀滞乳不流者,不宜服。勿饮酒及食辛辣之物。

【审查意见】胎盘即胎衣,性大热。妇人虚寒缺乳者,可暂服一二次,如内有热者,禁用。

4. 乳汁不通第四方

主治:(佚失)。

组成:当归五钱,黄芪五钱,麦冬三钱(米炒),泽泻一钱,续断一钱,知母一钱,川贝母一钱,牡蛎粉一钱,通草一钱,大生地二钱。

用法：水煎，服三剂。

【审查意见】通行方，有补益气血、通窍利水之功，可用。

（十）流产

1. 流产第一方

主治：（佚失）。

组成：当归三钱，白芍三钱，熟地三钱，口芪三钱，阿胶三钱半，艾叶钱半，条芩二钱，焦白术钱半，川续断二钱，杜仲三钱，党参三钱，麦冬二钱，炙草一钱。

用法：水煎服。

【审查意见】气血不足或素有失血等症，易于小产者宜服。

2. 保胎验方

主治：（佚失）。

组成：炙黄芪五钱，潞参五钱，炒白术三钱，云茯苓二钱，当归五钱，炙草钱半，炒白芍三钱，炒芡实三钱，熟地五钱，黄芩二钱（酒炒），甘枸杞三钱，怀山药三钱。

用法：生姜、大枣为引。

【审查意见】通行方，有滋补之功，因虚损小产者可用。

3. 流产第三方

主治：（佚失）。

组成：人参、禹余粮、紫石英、五味子、菟丝饼、砂仁各等分。

用法：蒸饼为丸服之。

【审查意见】素常气弱肠滑，子宫兼受风寒，易致小产者，服此方有益气、固肠、安胎之效。

（十一）胎衣不下

1. 胎衣不下第一方

主治：（佚失）。

治法：百草霜一钱，开水冲服立下。

【审查意见】是乃民间单方，存待试。

（十二）产后瘀血病

1. 产后瘀血病第一方

主治：产妇瘀血入胞，胀满难下。

用法：附子二钱，干漆（炒烟尽）一两，丹皮一两，为细末。另用大黄末一两，以好醋一升，同熬成膏，和前药丸如桐子大。每服五七丸，温酒吞下或加当归一两。

【审查意见】有兴奋神经、逐瘀血之功，可用。

2. 产后瘀血病第二方

主治：妇人产后瘀血腹疼。

组成：血竭五钱，炒元胡三钱，酒当归三钱，乳香钱半，没药钱半，五灵脂钱半。

用法：水煎服。

【审查意见】有行瘀止痛之效，可资应用。

3. 产后瘀血病第三方

主治：产后血瘀，肚胀腹痛。

组成：墓头回一两，当归尾五钱，川芎钱半，红花二钱半，桃仁泥三钱，泽兰叶二钱，三棱一钱，莪术一钱，川郁金钱半，瞿麦钱半，川朴二钱，木通二钱。

用法：水煎服。

【审查意见】此方对于瘀血瘀水之实证可用。

4. 产后瘀血病第四方

主治：产后腹痛。

组成：红花、陈皮、血余（煅存性）、台乌各三钱。

三、产科

用法：水煎服。

【审查意见】产后因瘀血所致之腹痛者，用之有效。

(十三) 产后杂病

1. 产后杂病第一方

主治：产后子肠下阴门外四五寸长，六日不升，移动即疼。

组成：生黄芪二两，川芎三钱，升麻五分。

用法：水三盅，煎一盅，温服。

【审查意见】产后气虚下陷者，此方有升提益气之功，可用。

2. 茯苓消肿饮

主治：妇人怀娠至五六个月前后，饮食无味，面目及全体浮肿，疼痛难忍，昼夜喊叫不休。

组成：茯苓四钱，当归三钱，炒白芍二钱半，九熟地三钱，焦术二钱，寸冬二钱，泽泻二钱，川芎一钱，条芩钱半，姜厚朴八分，炒栀子钱半，甘草六分。

用法：水煎服，忌猪肉、荞面。

【审查意见】此方有滋阴、健脾、生津、消肿、清热之效，可用。

3. 活血舒筋丸

主治：妇人产后手足麻木，肝气不舒，气血虚弱，腰腿酸痛，胸膈胀满，全身麻木等症。

组成：石柱参五钱，九熟地八钱，生贡芍五钱，制半夏三钱，自当归五钱，川牛膝三钱，老广皮三钱，醋柴胡一钱，升麻片一钱，川芎片三钱，桂枝尖二钱半，云茯苓二钱，大黄芪五钱，香附米三钱，青皮丝三钱，焦白术三钱，口防风二钱，川羌活二钱，秦艽三钱，南红花钱半，台蘑菇五钱，香白芷二钱，川乌片二钱，落水沉香二钱，川朴根三钱。

用法：共为细末，蜜丸如桐子大。每早晚空心服二钱，童便为引。

【审查意见】通行方，可资应用。

4. 产后杂病第四方

主治：产后儿枕痛。

组成：全当归一两，川芎一钱，赤芍二钱，桃仁钱半，藏红花一钱，益母膏三钱，鸡血藤胶三钱，炮姜炭五分。

用法：水煎好，然后再将益母膏烊化药汤内，饭前服。

【审查意见】功专破瘀活血，对证可用。

5. 产后杂病第五方

主治：产后儿枕痛。

组成：延胡索二钱，当归五钱，琥珀、蒲黄各二钱（炒），芍药五钱，桂心一钱，红蓝花二钱，乌药二钱。

用法：共为细末，每服三钱，以通便温酒调下。

【审查意见】此方有活血行瘀、温暖子宫之功，可用。

6. 产后杂病第六方

主治：产后气血双积，腹胁疼痛。

组成：当归五钱（酒拌），川芎一钱，益母草二钱，红花钱半，桃仁三钱，柴胡七分（醋炒），粉丹皮钱半，元胡一钱（酒炒），广木香一钱，炙草一钱。

用法：如有食滞者，加山楂三钱，水煎，空心温服。

【审查意见】通行方，有活血、行瘀、止痛之功，可用。

7. 五灵消化汤

主治：妇女产后行房，元气虚弱，恶血包精，腹痛如刺。

治法：五灵脂一两，陈醋一两，五灵脂用砂锅炒之，点滴陈醋于内，至醋完为度。用时水煎温服，不拘时候，轻者一剂，重者三剂，禁忌生冷、黏腻食物。

【审查意见】此系民间验方,有行血止痛之效,对证可用。

8. 产后杂病第八方

主治:产后气血虚弱,咳嗽发热。

组成:龟板一两,生地炭三钱,贝母二钱,秦艽二钱。

用法:水煎服。

【审查意见】有滋阴、解热、化痰之效。

9. 产后杂病第九方

主治:产后逆气上冲(即呃逆)。

治法:刀豆子十九粒,焙焦为末,开水下,一次服尽。

【审查意见】按:刀豆子有降气、止呃逆之功,产后逆气上冲者可用。

10. 产后杂病第十方

主治:产后瘦弱。

组成:生地汁一斗,生姜汁、白蜜各五升,羊脂一斤。

用法:先煎生地汁至五升,次入羊脂,煎令减半,入姜汁,又煎令减,纳蜜,着铜器中,重汤煎如饴状。每服如鸡子大一团,投温酒中,一日三服。

【审查意见】此方有补血益气、调中散寒、润肤之效,可备应用。

11. 回乳汤

主治:无儿吃乳致乳胀痛。

组成:麦芽五钱(炒),白芷一钱,浙贝二钱,陈皮钱半,云苓三钱,制乳没各一钱,炮甲珠二钱。

用法:水煎,空心服。

【审查意见】有回乳、行血、消肿之功,可用。

12. 产后杂病第十二方

主治:产后咳嗽不止。

组成:山楂二钱,乌梅炭一钱,紫菀一钱,橘红钱半,麦冬二钱。

用法：水煎服。

【审查意见】此方有止嗽、化痰、生津之效，可用。

13. 产后杂病第十三方

主治：产后中风，牙关紧急，不省人事，口吐涎沫，手足瘈疭。

治法：当归、芥穗各等分，共研细末，每服二钱，水一盅，煎半盅，灌之下咽即生。

【审查意见】有活血散风之功，轻症可用。

14. 产后杂病第十四方

主治：产后渴不止。

组成：瓜蒌根四钱，炙草二钱，生地二钱，西洋参三钱，麦门冬三钱，大枣廿枚。

用法：水煎，分三次服。

【审查意见】有清热、止渴、补脾、益气之功，可用。

15. 产后杂病第十五方

主治：产后心神不安，恍惚不觉。

组成：远志三钱，菖蒲三钱，炙草二钱，西洋参二钱，全当归一两，炒白芍五钱，麦冬三钱，大枣三枚、泽泻一钱，茯神三钱，朱砂五分。

用法：共为细末，炼蜜为丸，如梧子大，每服三十五丸，温水送下。

【审查意见】产后心虚不安者，此方有补益之效。

16. 秘制产前产后生化汤

组成：自归五钱，川芎一钱，云苓三钱，桃仁二钱，姜炭五分，陈皮一钱。

用法：水煎服。

【审查意见】产前产后可备应用。

四、小儿科

（一）惊风

1. 太乙混元丹

主治：急慢惊风。

组成：紫河车二钱，白梅花三钱，辰砂五两，滑石一两，丹皮二钱，香附米一两，粉草一两，甘松四钱，莪术三钱，砂仁三钱，益智仁六钱，山药二钱半，人参一钱，炙芪一钱，白茯苓二钱半，白茯神二钱半，远志肉钱半，桔梗一钱，广木香一钱，麝香三分，牛黄二分，天竺黄一钱。

用法：共为细末，蜜丸，每重钱半，每服一丸，三岁以上者二丸，白水送下。

【审查意见】有强壮、镇静、温胃、消食、行气及清神镇痉之功。慢惊气虚者可用，急惊恐不相宜。

2. 惊风第二方

主治：急慢惊风，咳嗽气喘，胎惊，胎病，脐风撮口，一切风痰急恶之症。

组成：天竺黄二两，蒸熟军六两，九胆星二两，南僵蚕二两半，上梅片五分，真台麝五分。

用法：此药五月五日午时配合，共研细面丸，如绿豆大。朱砂为衣，每服一分至三分，薄荷汤下。

【审查意见】此方功专逐痰导滞，清神镇痉。应用于小儿急惊风之实热痰结症，必有殊效。慢惊属虚寒者，不宜用。

3. 贝竺散

主治：小儿急慢惊风，暗风发热等症。

组成：川贝母三钱，天竺黄三钱，真琥珀钱半，真朱砂钱半，灯心三钱。

用法：以上药共为细面，量病轻重服，轻者服五分，重者服七分。

【审查意见】有祛痰、镇痉、清热、利尿之功，急惊风用之有效，慢惊不宜。

4. 惊风第四方

组成：全蝎一个，薄荷叶七个，白纸一块。

用法：将薄荷、全蝎包一处，焙干去毒，研末，白开水送下。

【审查意见】按此方以全蝎镇痉搜风，薄荷清热解表，合而用之，以治小儿急惊风症状单纯者有效。若夹杂其他兼症者，则须详询病情，分别施治，方可奏效。

5. 惊风第五方

组成：西牛黄五钱，上辰砂五钱，金琥珀三钱半，明天麻二钱，青礞石五钱，麝香一分半，百草霜四钱，胆南星二钱。

用法：共为细末，每服一岁一分，薄荷汤下。

【审查意见】此方功能清神、镇痉、涤痰。急惊风痰涎壅滞者，用之有效。

6. 化痰止搐丹

主治：小儿天吊四肢搐（急惊风）。

组成：当归三钱，川芎一钱，蜂房一钱，防风一钱，全蝎一钱（去尾），钩藤钩四钱，巴霜一钱，镜面砂一钱，薄荷四钱，甘草一钱，僵蚕三钱，赤金五十张。

用法：共为细末，于生后五六日内发脐风时，每服五七厘；若半岁者，每服一分；一周身者，每服分半，用蜂蜜水送下。

【审查意见】有活血散风、清热镇痉之效。急惊风实热壅滞者可用。

7. 惊风第七方

组成：川羌活二钱，明朱砂钱半，制半夏二钱，巴豆霜一钱，明雄黄一钱，净蝉蜕钱半，胆南星钱半，净僵蚕钱半，倒退虫六十个。

用法：共为细末，炼蜜为丸，如绿豆大，朱砂为衣。七八日小儿用一二厘，一二岁用三四厘，三四岁用五六厘，五六岁者用八厘或一分。开水送下。

【审查意见】有疏风涤痰、镇痉通便、泻火之效，弱者忌用。

8. 惊风第八方

主治：小儿惊癫痫搐搦惊悸等症。

组成：天竺黄五钱，辰砂二钱，制南星二钱，明雄黄一钱，真麝香一钱，麻黄一钱，款冬花钱半，牛黄五分，琥珀一钱，礞石一钱，茯神三钱，薄荷二钱，大黄二钱。

用法：共研细末，磁瓶收贮。每服五厘至一分。金银花、连翘壳各钱半，煎汤送下。

【审查意见】此方以清神、涤痰、镇痉、祛风为主，更以连翘、银花，清热解毒之品煎汤送服，对于急惊风之实热证有效。

9. 定惊散

组成：牛黄五厘，辰砂五厘，陈胆星五厘，明天麻五厘，雅连五厘，制僵蚕一分，淡全蝎一个，上梅片五厘。

用法：研细末（辰砂、牛黄、冰片宜另研，忌见火），每服五厘至一分，开水调服下。

【审查意见】此方以牛黄清神，辰砂安神，胆星祛痰，更以天麻、僵蚕、全蝎搜风镇痉，黄连、梅片清心退热。急惊风用之有效。

10. 慢惊镇危汤

组成：胡椒三分，炮姜三分，肉桂五分，云苓一钱米炒，川贝二钱，焦术一钱，橘红一钱，雄精二分，僵蚕一钱，麝香五厘，天麻五分，薄荷一钱，辽参五分，钩藤一钱。

用法：以灶心土三钱，煮水澄清，再煎药温服。

【审查意见】此方温胃散寒、化痰消食、镇痉益气，虚寒者可用。

11. 慢惊回阳汤

组成：熟地钱半，辽参一钱，炙芪一钱，当归一钱，枸杞钱半，炮姜五分，僵蚕五分，天麻三分，薄荷五分，云苓一钱，焦术一钱，粟壳五分，砂仁五分（米炒），川贝一钱，橘红一钱，麝香二厘，炙草三分。

用法：以灶心土三钱煮水澄清，再煎药温服。

【审查意见】此方补血益气、温中散寒、祛痰镇痉。慢惊风属虚寒者，用之有效。

12. 急惊救生汤

组成：羌活一钱，独活一钱，前胡一钱，葛根五分，僵蚕一钱，天麻三分，广皮一钱，枳壳八分，川朴五分，桔梗一钱，朱砂二分，琥珀三分，麝香一厘。

用法：姜枣为引，煎服。

【审查意见】此方疏散风寒，安神镇痉，兼行气滞。急惊风有表证者可用。

13. 急惊凉膈散

组成：连翘一钱，酒芩一钱，焦栀一钱，枳实五分，前胡五分，熟军一钱，麦冬二钱，广皮一钱，川贝二钱，钩藤二钱，僵蚕一钱，薄荷五分，琥珀五分，朱砂三分，雄精三分，麝香一厘，甘草三分。

用法：水煎服。

【审查意见】古方加减，实热证可用。

14. 惊风第十四方

主治：小儿惊风后，转成之癫呆病。

治法：孵退蛋三十个，煅灰研末，分作六十包。黄酒送服，每日服一包，服完为止，其病即可霍然。

【审查意见】此系民间单方，对于原件主治病症，能否有效，尚难确定，姑存以待试。

15. 惊风第十五方

主治：慢惊风。

组成：党参二钱，白术二钱，云苓二钱半，炙草一钱，枳壳三分，麦芽一钱。

用法：引用煨姜红枣水煎服。

【审查意见】此方有强壮及增进消化之作用，治本症宜加镇痉之品。

16. 惊风第十六方

组成：熟地五钱，焦术三钱，党参、当归、炙芪、故纸、枣仁（炒研）、枸杞各二钱，炮姜、肉桂、萸肉、炙草各一钱。

用法：引用生姜三片，红枣三枚，胡桃二个，打碎为引，仍用灶心土三钱，煮水澄极清，三茶杯，药物煎浓汁，取一茶杯，温服。如咳嗽不止者，加桔梗一钱，前胡一钱；如大热不退加酒芩一钱，白芍一钱；如泄泻不止，加车前子二钱。

【审查意见】此系加味理中地黄汤，虚寒证可备用。

17. 惊风第十七方

组成：西洋参四两，焦术六两，云苓三两，法夏三两，广木香五钱，柴胡一两，黑芥穗四钱，白芍三两，山楂一两，枳壳一两，槟榔五钱，麦芽五钱，神曲一两，油桂五钱，干姜一两，麦冬三两，石菖蒲五钱，薄荷五钱，巴戟天一两，附子五钱，炙草一两。

用法：以上药合一处，以九成熬膏，一成研末，连膏合一处为丸，如芡实大，遇症化服。症危者，人参汤送服。

【审查意见】慢惊风之通行剂，可备应用。

18. 惊风第十八方

组成：白僵蚕一钱，蝉蜕五分，片姜黄七分，九胆星一钱，天竺黄一钱，九炒川大黄三钱。

用法：轻者研末，钩藤、薄荷引，水煎，送下五分；重者水煎服，如有痰，加朱砂、真金箔。

【审查意见】通行方，有祛风、豁痰、泻热之功，可用。

19. 惊风第十九方

主治：小儿惊风，角弓反张，天吊眼。

组成：僵蚕一钱，桑螵蛸二钱，西牛黄五分，钩藤三钱，辰砂一钱，朱茯神三钱，龙骨二钱。

用法：左药共为细末，每服一钱，以开水熔化，用竹沥少许，将药送下。

【审查意见】急惊风可用，但宜去桑螵蛸为妥。

20. 惊风第二十方

主治：小儿天吊抽搐症。

组成：倒动三个（俗名倒虫），天竺黄一分，好朱砂一分。

用法：研极细，分七次白水送服。

【审查意见】有泻热、豁痰、安神之功，可用。

（二）痞证

1. 痞证第一方

主治：小儿痞证。

治法：活白公鸭子，将其腿部毛拔去一小块，用注射针抽血少许（为防血液凝固起见，可稍加开水以稀释之）注射于痞块处。

【审查意见】白公鸭血有崩坏血球之功，以之注射痞块，必能生效，但须力求清洁，否则沾染细菌，为害匪浅，慎之。

2. 肥儿丸

主治：小儿脾疳痞积，面黄身瘦，肚大口臭，吃泥。

组成：炒神曲、胡黄连、炒麦芽各五钱，肉豆蔻（面裹煨去油）、槟榔（去脐一个）、使君子各二钱半，广木香二钱。

治法：共为细末，蒸饼丸如黍米大，每岁日服五丸，空心米汤服用。

【审查意见】有消食杀虫之效，对证可用。

（三）疳病

1. 疳病第一方

主治：疳积生虫。

组成：雷丸一钱，槟榔一钱，黑丑头末五分，五谷虫一钱（瓦上焙），使君肉二钱半（切片焙）。

用法：共为细末，每日服三分，和米饭做饼，饭锅蒸熟，令儿空腹食之，药完病愈。

【审查意见】此杀虫消积之剂，对于脾胃虚弱之小儿，不可多服。

2. 疳病第二方

组成：芜荑一两，使君子肉五钱，鸡内金五钱，五谷虫四钱,党参五钱,白术五钱,云苓五钱,炙草二钱。

用法:共为细末,米糊为饼,每饼重一钱,蒸熟,每早晚白水送服一饼。

【审查意见】有消疳、健脾、杀虫之效,可用。

3. 疳病第三方

治法:鸡肫皮二十个勿落水瓦焙干研末,车前子四两炒研末,二物和匀,以米糖溶化拌入,与食,食完即愈。每饭前食少许。

【审查意见】鸡肫皮,即鸡内金之俗名,为消导药,有促进肠胃蠕动之功,合车前子清热利尿之品,用治小儿食物停滞,消化力减弱之症有效。

4. 疳病第四方

治法:螳螂五十个焙干研末,山楂汤送下。每服一分,日服三次。

【审查意见】此系古方(见《百草镜》方),有破积消食之功,疳疾初起用之最宜,但须多服方可奏效。

(四)虫症

1. 小儿虫症第一方

组成:淡吴萸五分,大雷丸二钱,槟榔二钱,广木香一钱,白芍三钱,天麦冬各钱半,制香附钱半,炒神曲三钱,使君子三钱,川椒五分。

用法:水煎服。

【审查意见】有消导杀虫之功,可用。又方中以花椒作引,更有意义,盖藉其麻烈性,使寄生虫知觉麻痹,易于驱除也。

2. 小儿虫症第二方

组成:鹤虱三钱,榧子二钱,白雷丸三钱,使君子仁三钱,马沉香五分,胡黄连二钱,苦楝皮三钱,乌梅炭二钱,藿根一钱，炒广皮二钱，槟榔二钱，甘草五分。

用法：水煎服。

【审查意见】此方功专健胃杀虫，对证可用。

3. 小儿虫症第三方

主治：咳嗽有痰，腹痛有虫。

组成：白附子二分，苏叶四分，陈皮七分，前胡八分，法半夏八分，杏仁八分，浙贝一钱，赤苓一钱，黄郁金七分，台乌五分，生赭石一钱，槟榔五分，使君子钱半，乌梅炭五分。

用法：水煎服。

【审查意见】此方有镇咳祛痰、降逆杀虫之功，对症有效。

4. 小儿虫积腹痛第四方

组成：苦楝皮一钱，陈皮一钱，使君子钱半（捣），槟榔一钱，槐花五分，炙草五分。

用法：水煎，空心服。

【审查意见】杀虫有效，宜酌加消导药，则效更捷。

5. 四味鹧鸪菜汤

主治：小儿腹中寄生虫，尤以下蛔虫为效。

组成：鹧鸪菜、川大黄、粉甘草、鹤虱各五分，小儿一日量。

用法：清水一盅煎至七分去滓，微温空腹时服。原方如此，仿用时，因无鹧鸪菜，曾以槟榔、川楝根皮、石榴根皮代之，亦有效，但须新鲜者。

【审查意见】驱虫专剂，对于肠寄生虫症，有攻下杀减之效，可用。

6. 小儿虫症第六方

主治：蛲虫。

组成：石榴树毛根一钱。

用法：水煎，空心温服。

【审查意见】石榴根有杀灭各种条虫之效，但须兼服泻剂，如陈皮、槟榔等或其他泻下剂，见效尤速。本品易起呕吐、腹痛等副作用，故不可用大量。

（五）泄泻

1. 泄泻第一方

主治：小儿泄泻数日不止。

组成：白茯苓二钱，白术一钱（炒），猪苓一钱，泽泻一钱，车前子三钱（另包）。

用法：水煎服。

【审查意见】此方系五苓散去桂枝加车前子，用治水停泄泻，宜分利者有效。

2. 泄泻第二方

主治：小儿呕吐泄泻。

组成：车前子二钱（包），肉豆蔻五分，砂仁五分，广皮一钱，公丁香三分，生甘草五分，酒芍八分，麦芽一钱，山药一钱，生代赭石二钱。

用法：共为细末，每服五分，姜汤送下。

【审查意见】有温胃散寒、消食降气止呕之效，寒证可用。

3. 白蔻和中散

主治：小儿寒泄。

组成：人参、茯苓、白术、粉草、丁香、木香、砂仁、蔻仁、肉蔻、官桂、藿香各一钱，陈皮四钱，山药四钱。

用法：共为细面，每服一钱，姜汤送下。

【审查意见】此乃参术散之加减方，治虚寒泄泻有效。

4. 泄泻第四方

主治：小儿身热如火，口渴喜饮冷而不喜饮热汤，泄泻者。

组成：车前子二钱，茯苓一钱，白芍一钱，黄连三分，泽泻五分，猪苓五分，麦芽一钱，建曲一钱。

用法：水煎，服一剂。

【审查意见】通行方，有泻热利尿、消食导滞之功，湿热下泻者，可用。

5. 婴儿却暑汤

主治：婴儿受暑泄泻。

治法：猪蹄鞋七个，黄酒少许，将猪鞋水煎成七分，饮时用黄酒送下。

【审查意见】猪蹄鞋能否治伤暑泄泻，尚难确定，姑存以待试。

（六）呕吐

1. 逐寒荡惊汤

组成：胡椒、炮姜、肉桂各三分，丁香五粒，灶心土三钱。

用法：将灶心土用水五茶杯，煎煮澄极清二茶杯，煎药大半茶盅，频频灌之，接服加味理中地黄汤。

【审查意见】呕吐有寒证者，此方可用。

（七）佝偻病

1. 佝偻病第一方

主治：佝偻及手足拘急。

治法：鸡子皮炙黄研末，蜜丸，如桐子大，每次开水送服三丸，日服三次。

【审查意见】佝偻病系一种骨软病。骨软之原，系因骨质内缺乏石灰之故。按：鸡子皮内含有石灰质，用之或可有效。

2. 佝偻病（鸡胸龟背）第二方

组成：山萸肉一两，山药一两，牡蛎二两，川贝八钱，枸杞二两，冬白术五钱，建曲五钱，干地黄一两，炙草三钱，桑寄生一两，赤白芍各五钱，续断五两，骨碎补一两。

用法：为末，水丸如梧子大。每次空心服二钱，如服丸药不便，可改汤剂。

【审查意见】此方为强壮剂，有增加骨中石灰质之效，佝偻病用。但须持续服之，方能克效。

（八）小儿痫症

1. 小儿痫症第一方

主治：小儿痫症，年深日远，肝肾已亏，脾肺不足，心血耗散。

组成：紫河车一个，大地黄三两，净枣肉一两，粉丹皮五钱，鹿茸片一钱，泽泻五钱，云苓一两，怀山药二两，自附片三钱，肉桂三钱，北五味二两，寸冬一两。

用法：共研细末，蜜丸，如梧子大。用盐汤送服，每服三分至五分，日服一次。

【审查意见】此方热补极强，治慢惊虚寒可用，痫症不宜。

2. 加减烧丹丸

组成：元精粉、轻粉各一钱，粉霜、硼砂各五分，菖蒲一钱，钩藤一钱。

用法：研细，入寒食面一钱，再用面裹煨黄，研丸开水送下，每服半分至一分。

【审查意见】此方攻下之力，极为猛烈，小儿惊痫用之，可以减轻脑压，症状亦可逐次缓解。但须高热便闭脉强实者，始为相宜。

3. 定痫丸

组成：人参一两，白术一两，云苓一两，广皮一两，法夏一两，菖蒲五钱，当归一两，杭芍一两，白蔻五钱，广木香五钱，龙齿五钱，金箔十张、飞镜砂三钱。

用法：研细，蜜丸，如龙眼大，以朱砂为衣，贴金箔晒干收贮，每日早晚各服一丸，姜汤化服。倘年深日久，日与河车八味丸间服，无不愈者。早服河车八味丸，晚服此药。

【审查意见】此方合健脾、补气、化痰等品相伍为剂，痫症气虚有痰者用之，尚属相宜。

（九）痧症

1. 解肌透痧汤

主治：小儿正痧（由于伏先天之胎毒，外感天行之时气），尚未出透，发热无汗者。

组成：荆芥五分，蝉衣一钱，射干五分，马勃四分，薄荷叶五分，甘草五分，桔梗钱半，牛子钱半，前胡钱半，连翘钱半，僵蚕钱半，豆豉钱半。

用法：引用竹茹一团，水煎服。

【审查意见】此方有清热透疹解毒之功，发热无汗，痧出不透者可用。但于汗出疹透之后，即宜清火和血、和中生津之剂，本方不宜。

（十）小儿癖积

1. 小儿癖积方

组成：飞罗面一两，黄酒糟一两，皮硝三钱，栀子七个，枣儿七个（去皮），葱白二寸长七节，杏仁七个。

用法：共捣如泥，贴肚脐及脊骨与肚脐相对处。轻者一次，重者三次。

【审查意见】可备试用。

（十一）脐肿

1. 脐肿方

组成：赤小豆、淡豆豉、天南星（去脐皮）、白蔹各一钱。

用法：共为细末，用芭蕉自然汁，调敷肚脐四旁，得小便即愈。冬天无芭蕉，可用其根捣汁调敷。

【审查意见】有祛风、消肿、拔毒之功，此方确效，可备用也。

（十二）脐眼出水

1. 脐眼出水第一方

主治：小儿脐眼出水。

治法：龙骨、枯矾各等分，为末掺之。

【审查意见】有制泌收敛之效，可用。

2. 脐眼出水第二方

主治：小儿脐烂流水。

组成：熟艾叶五钱，煅轻粉钱半，煅赤石脂三钱，老松香四钱。

用法：共研细和匀，敷患处（干则以香油调敷）。

【审查意见】有消毒防腐之效，可备试用。

（十三）小儿食积

1. 七珍丹

主治：乳积，食积，痰喘等症。

组成：南星二两，僵蚕二两，雄黄一两半，巴霜一两，朱砂一两，丁香一钱。

用法：寒食面糊为丸，如芥子大，朱砂为衣，每服五厘至七厘，食前开水下。

【审查意见】通行方，有祛痰、导滞、消积、攻下之功，可用。

(十四) 言语不出

1. 小儿言语不出方

主治: 小儿言语不出,血滞心窍。

组成: 石菖蒲、木通、防风、全蝎、僵蚕、甘草、木香、南星各五分。

用法: 水煎服。

【审查意见】此方功能开心利窍,搜风行气,可资应用。若病症涉及循环器者,宜加活血之品可也。

五、外科

（一）痈疽

1. 一味甘草汤

主治：初起未溃之搭背及对口恶疔等症。

组成：生甘草一两。

用法：水煎温服。不效继服，至多三四服，以便下热粪为度。

【审查意见】甘草功能解毒，有轻泻作用，故用于初起一切肿疡皆佳，诚简便良方也。

2. 一笔消

主治：痈疽肿毒。

组成：五倍子五钱，白及五钱，白蔹一两，川郁金四钱，藤黄四钱，麝香三钱，乳香钱半，没药钱半。

用法：各研细末，煅蟆蚪一升或一斗，入罐内加黑矾一斤，火硝一斤，埋地中过夏，取出即为水。用新砖一个入罐内，浸一时，取出阴干，再浸再阴，以药水尽为度。将砖上霜扫下，兑前药内用，将药用香油调围疽外，每用三钱。

【审查意见】此方有解毒消肿、散瘀止痛之功，可用。

3. 痈疽第三方

主治：专治痈肿，无论未破已破，以及乳疮等症。

组成：银粉一钱，银朱一钱，冰片一分，枯矾一钱，铜绿一钱，轻粉一钱。

用法：将轻粉铜绿二宗，用生酒浸透焙干，共研一处，再桐油纸三块等疮口大，将前药香油调如糊状，夹于三块油纸内。如下部阴疮，加麝香一厘，冰片减半，一面贴七日，反贴七日（用针线加边缝住）。不治梅毒，并治臁疮、多年顽疮。

【审查意见】轻粉又名银粉，方内所列之银粉，恐系银屑。此方虽能解毒，然皆有毒之品，用之过多，难免吸收中毒之虞，务须慎之。

4. 痈疽第四方

主治：对口。

治法：蜗牛、梅片、煅石决明各等分，共研细末搽之，用膏药贴疮口外。

【审查意见】对口初起者，可资试用，重者恐难胜任。

5. 痈疽第五方

主治：痈疽肿毒，一切恶疮。

组成：豨莶草（端午采者）、乳香各五钱，白矾二钱（煅枯），绿豆粉一两。

用法：研末，每服二钱，热酒调下。

【审查意见】诸恶疮毒用之，有解毒消肿之效。

6. 寸金丹

主治：发背，附骨痈疽，初起憎寒壮热，四肢倦怠沉重者。

组成：麝香五分，乳香一钱，没药一钱，雄黄一钱，狗宝一钱，轻粉一钱，乌金石一钱，蟾酥二钱，粉霜（水银炼白色者）三钱，黄蜡三钱，硇砂二钱，狗胆一个（干），鲤鱼胆三个（阴干），白丁香四十九粒、金头蜈蚣七条（炙黄色），头胎男乳一合。

用法：上药为细末，将黄蜡乳汁二味熬成膏，同药和丸，如绿豆大。大人每服三丸，小儿用一丸，冷病用葱汤，热病用新汲水送下，衣被密盖，勿令透风，汗出为度。

【审查意见】此系六科准绳之方，有消炎解毒之效。

7. 痈疽第七方

主治：一切发背痈疽，阴毒用此尤效。

组成：红药子四两（或用黄者亦可），白及一两，白蔹一两，乳香五钱，没药五钱，丹砂三钱，雄黄三钱，麝香一钱，龙脑一钱。

用法：共为细末，量疮大小，蜜调敷四围，中留一孔，以油纸护之，时时以米醋润之。

【审查意见】此方有凉血、解毒、消肿之功，可用。

8. 蟾酥丸（即飞龙夺命丹）

主治：疔疮，发背，脑疽，乳痈，附骨等症，及一切恶性肿疡，不疼或麻木或呕吐，心神昏聩者。

组成：蟾酥二钱（酒化），轻粉五分，枯矾、寒水石、铜绿、乳香（去油）、没药（去油）、胆矾、麝香各一钱，蜗牛廿一个，朱砂三钱。

用法：以上各为细末，于端午日午时，在静室中先将蜗牛研烂，再同蟾酥和匀，和入群药，共捣极匀，丸如绿豆大。每服三丸，用葱白五寸打烂，包药在内，用无灰酒送下，盖被出汗，即效。

【审查意见】此乃外科正宗蟾酥丸原方，减去雄黄，外用化腐消坚，内服驱毒发汗，疔毒痈肿，用之甚效。

9. 发背神膏

组成：滴乳香（箬包，烧红砖压去油）四两，净没药（箬包，烧红砖压去油）四两，鲜血竭四两，白儿茶四两，上银朱四两，杭锭粉四两，黄丹四两，铜绿二两。

用法：以上各另研，无声，筛极细末，共一处。临时照患处大小，用夹连泗油纸一块，以针多刺小孔，每张称药五钱，用真芝麻油调摊油纸上，再用油纸一块盖上周围，用小片带扎缚，疮上用软绸帛扎紧，自能止痛化腐生新。过三日将膏揭开,浓煎葱汤,将疮上洗净软绸拭干,将膏翻过,用针照前多刺小孔贴之,取其又得一面之药力也。无火之人,内服十全大补汤,减去肉桂、姜枣煎服,兼以饮食滋补,无不取效。至重者用膏药二张,即见效。

【审查意见】此方有活血散瘀、生肌、止痛之功。

10. 豆豉饼

主治:痈疽发背,已溃未溃。

治法:江西淡豆豉为末,量疮大小,黄酒合作饼,厚三分,置患处灸之。饼干再易,如已有疮孔,勿覆孔上,四布豆豉饼,列艾其上灸之,使微热,勿令肉破。如热痛急易之,日灸三度,令疮口出汗即瘥。

【审查意见】古方可用。

11. 痈疽第十一方

主治:痈肿热毒。

治法:猪胆汁、芥子末各适宜,和匀,涂患处。

【审查意见】猪胆汁味苦性寒,有清热消炎之功。芥子末性味辛热,含有剧烈刺激性之挥发油,其刺激性甚强,痈肿在极剧时期,万勿轻用,以免诱发炎症之增剧。

12. 痈疽十二方

主治:痈疽疔肿。

治法:山慈菇、苍耳草各等分,研末,每服钱半至二钱,黄酒送下。

【审查意见】山慈菇功能清热、散结、解毒,为治肿疡要药;苍耳草能治一切疔毒疮症,合而用之,其效颇捷。

13. 痈疽第十三方

主治:发背初起。

治法:取水蛭置患部饮血,腹胀自落,别换新者。胀蛭放水中即活,症亦痊愈。又方,狗牙取大者二三个,炒黑,研极细末听用；先将生葱煎汤，洗疮，再将药末用好醋调敷患处即愈。

【审查意见】存待试。

14. 痈疽第十四方

主治：痈疽发背，对口痦块等症。

组成：炒甲片五钱，栀子一两，浙贝一两，川军一两，当归两半，荆芥一两，羌活一两，木鳖子五钱，没药五钱，乳香五钱，血竭五钱，轻粉五钱，巴豆仁三钱。

用法：入麻油中，文武火熬至滴水成珠，再下冰麝各五分，搅匀出火即成，摊油纸或新布上，贴患处。

【审查意见】有解毒活血散痞之效。

15. 灵宝膏

主治：发背，痔疮，及一切恶性肿疡。

组成：瓜蒌五枚取子去壳，乳香五块如大枣者。

用法：二味共研细末，白蜜一斤，同熬成膏。每服三钱，温黄酒调化服之。日进二服，甚效。

【审查意见】存待试。

16. 隔纸拔毒生肌神膏

主治：各种疖毒痈疽之已溃者。

组成：金银花三钱，净青黛二钱，制甘石五钱，白蜡钱半，上官粉三钱，上梅片五分，真血竭一钱。

用法：共研细末，用生猪板油去膜同捣，再用大块油纸如患处大，中间多多刺孔，以透药性，将膏药薄薄刮上，二面闭摺，藏药在内，外用带子扎住缚一二日后，揩去脓垢，或仍照扎或另换药。如脓干即不可开看，待数日自然肌满自痊。

【审查意见】此方有解毒生肌之功，可用。

17. 痈疽第十七方

主治：腋痈（俗名撑夹）。

五、外科

治法：昔有周七者，少年曾患毒腋下。得一异方，用糯米炊饭，乘热入块盐，夹葱管少许，捣烂如膏，贴患处，辄消。至中年，腰间忽有一毒，热如火板，硬疼不可忍，伛偻踽踽，自分必死，屡药不效，即思前方如法贴之。未几，大便去粪如宿垢甚多，硬者渐软，数日而起。

【审查意见】存待试。

18. 神灯照法

主治：痈疽，发背，初起七日前后，未成自消，已成自溃。

组成：雄黄、朱砂、血竭各二钱，没药二钱半，麝香四分。

用法：共为细末，每用三分。绵纸裹药为撚长约尺余，以麻油润透，点火离疮半寸许，自外而内，周围徐徐照之，火头向上，药气入内，疮毒随火解散，且不内侵脏腑。初用三条，渐加至四五条，疮渐愈，照后遂用敷药，如脓已出，不必敷也，只用膏药盖之即可。

【审查意见】此系古法，有解毒活血、消肿散瘀之功，用于一切痈疽发背之疮症均效。

19. 冲和膏

主治：痈疽发背，阴阳不和，冷热不明者。

组成：紫荆皮五两，独活三两（炒），赤芍二两（炒），白芷一两，石菖蒲两半。

用法：共为细末，葱汤热酒调敷。

【审查意见】此系赤水玄珠之方，有行气疏风、活血定痛、散瘀消肿、祛冷软坚等功可用。

20. 痈疽第二十方

主治：对口疮之简捷疗法。

治法：无论已成熟、未成熟，可用鲜野芋头磨醋，时时涂抹患处。

【审查意见】对口初起，可资应用。

21. 痈疽第二十一方

主治：对口搭背未破者。

组成：百草霜二钱半，蜂房二钱（炒黑），血余二钱（炒黑），血竭二钱，儿茶二钱，没药二钱。

用法：共为细末。用黄占三钱，以灯头火化滴入器内，再入香油三两，入药面搅匀，用油伞纸二块，将药入中间。用棉花圈一个，寸余粗，外用布裹紧，以线缝之。针刺伞纸为孔，三日一审，再刺数孔，用热香油半两，入于孔内盖患处，数日而愈。

【审查意见】散瘀解毒，止痛，可用。

22. 痈疽第二十二方

主治：痈疽肿毒，初起三天之内。

治法：鸡子一枚，倾入碗内，搅匀。入芒硝二钱打和，隔汤顿热，好酒送食。

【审查意见】有泻毒之功，轻症可用。

23. 消毒神效丹

主治：发背痈疽，乳痈初起。

组成：鲜山药五两，土朱一两，松香一两，全蝎十个，白糖一两。

用法：共捣烂，涂患处，留顶，药上盖纸，周时一换。

【审查意见】解毒消肿专剂，痈疽初起，用之有效。土朱不详。

24. 痈疽第二十四方

主治：臀痈初起，红肿疼痛便秘者。

治法：归尾、赤芍、苏木、红花、花粉、连翘壳、皂刺、黄芩、枳壳、防风、川军。便通去川军，疼加乳香。

【审查意见】此系行血散瘀、清热解毒之套方，分量宜以病症酌定。

25. 痈疽第二十五方

主治：瘩背疮。

治法：飞罗白面、西槐子、生石灰各等分。

【审查意见】轻症可用。

26. 痈疽第二十六方

主治：一切痈疽恶疮。

组成：冰片五分，血竭一钱，台麝五分，乳没各八分，琥珀五分，珍珠一钱（豆腐内蒸），轻粉五分，云胆矾五分，斑蝥三个。

用法：共为细末，贮瓶备用。如疮口不收，加象皮一钱，煅龙骨一钱，每用少许，敷之有效。

【审查意见】此系去瘀生肌之套方，可用。

（二）肿疡

1. 肿疡第一方

主治：一切无名肿毒。

治法：鲜瓦松不拘多少洗净捣泥敷患处，日换五六次。

【审查意见】此方有消炎解毒止痛之功，凡肿毒初起者，皆宜用之。

2. 肿疡第二方

主治：双猴圪塔，此病生在腋窝，形如鸡卵，疼痛非常，心神不安，以手按之，随即移动，若失治颇为危险。

治法：以足色白银（或银洋）夹腋间，再用白酒倾病人手心，随倾随没，至手心无酒时，令患者夹银卧之，其症即愈。

【审查意见】查双猴圪塔症，临床尚不多见，乃为一种地方病。此方系河南武安人所投，据云该处斯症颇多，兹专录出,以备研究。

3. 八宝黑虎散

主治:一切肿毒疔疮。

组成:冰片一分,水银一分,官粉五分,明雄黄五分,麝香一分,铅一钱,轻粉三分,百草霜一钱。

用法:先将水银铅放铜勺内炼好研末,次将百草霜用勺另炒,俟烟尽为度,再将各药合研极细,收瓷瓶内,勿令泄气,用时以少许置膏药上。

【审查意见】有消炎解毒之功,可用。

4. 凤仙膏

主治:对口、发背、鱼口便毒,一切无名肿毒,并瘰疬初起等症。

治法:凤仙花不拘多少(俗名指甲草花),连根洗净,风干捣取自然汁入铜锅内(忌铁器),不加水只用原汁熬稠,敷患处,一日一换。

【审查意见】功专活血。对肿毒初起者,有消散之效。

5. 一粒丹

主治:一切无名肿毒,对口,搭手,痈疽发背,已成者溃,未成者即消。

组成:全穿山甲一只(重二十四两分,四足制法炙黄色。一足用米醋炙;一足用松萝茶汤炙;一足用麻油炙;一足用苏合油炙),真西黄三钱,镜面砂四钱(水飞),真连珠三钱,原麝香四钱,梅冰片四钱,明雄黄四钱,杜蟾酥钱二分(用人乳化饭锅蒸或用烧酒化亦可)。

用法:共研极细末,用方内蟾酥化入,再加苏合油拌捣千下,至光亮为度。作丸时,每丸重五分,晒干,用白蜡封固晒干,每丸约重三分。倘穿山甲或轻或重,各药亦照数增减。此丹用人乳化开,用真陈酒送下。每服一丸,症重者加倍服之，吐血者及孕妇忌服。

【审查意见】此系古方，为外科要症所必用。

6. 四妙汤

主治：气血俱虚，一切疮疡肿痛，微恶寒，时内热，口中无味，大便如常。

组成：生黄芪五钱，人当归一两，金银花一两，甘草节二钱。

用法：水煎为一日量，分数次服尽。如气血素亏，不能穿溃者，加白芷、皂针、山甲各二钱，如宜溃后即减去。如初起焮痛、口渴者，加天花粉。遇大症金银花每加至四两，生黄芪加至两许，当归加至二两，甘草节加至三钱。但见其疮色不起，脓水清稀，即加肉桂，转阴为阳，化毒成脓。如乳痈乳吹即加蒲公英一两，立消。

【审查意见】此乃外科精要之方，亦名神效托里散，有解毒排脓生肌之功效。

7. 肿疡第七方

主治：疮疡肿毒。

组成：黄柏三钱，猪胆（炙）、橄榄核（烧存性）、陈螺蛳（烧存性）各二钱，儿茶、轻粉各钱半，冰片五分。

用法：共研末，先用甘草水洗净，后撒此药（干者香油调涂）。

【审查意见】清热解毒消肿可用。

8. 肿疡第八方

主治：无名肿毒初起。

治法：核桃壳半个，以大蒜捣烂填满，用黄纸封口，盖患处，用艾丸壳上灸三五次即愈。

【审查意见】阴证初起可用。

9. 肿疡第九方

主治：恶疮未出头者。

组成：生芪五钱，归身五钱，穿山甲五钱，白芍五钱，甘草五钱，疮生上部外加川芎五钱，中部加杜仲五钱，下部加牛膝。

用法：水黄酒各一半，煎八分，温服出汗即愈。

【审查意见】此方有镇痛消肿之功，可用。

10. 肿疡第十方

主治：恶疮。

组成：当归八钱半（酒洗），金银花六钱，净连翘五钱，生黄芪三钱，蒲公英三钱，生甘草钱八分，如疮在上加川芎一钱，在中部加桔梗一钱，在下部加牛膝一钱。

用法：黄酒水各一半，煎一盅，温服出汗，疮起者即消，溃者即收。

【审查意见】功专解毒清热，消肿止痛可用。

11. 肿疡第十一方

主治：无名肿毒。

治法：生肥皂荚去子弦捣至烂，以好醋和敷患处。

【审查意见】拔毒消肿可用。

12. 肿疡第十二方

主治：无名肿毒。

治法：赤小豆不拘多少，研细末，以鸡蛋清调敷患处。

【审查意见】古方消肿有效。

13. 肿疡第十三方

主治：无名肿毒。

组成；真藤黄五钱，川黄柏一两，建青黛一两。

用法：共为细末，用时取适量，用陈醋调敷患处。

【审查意见】藤黄常用以治痈疽疔疮，止血化毒，外科（一笔消）方中用之，本方加黄柏以止痛，青黛以消炎，可备用之。

14. 肿疡第十四方

主治：无名肿毒。

组成：蒲公英一两，马齿苋两半。

用法：生捣涂患处，以多涂为妙。

【审查意见】通行方，有消炎之效，可用。

15. 肿疡第十五方

主治：无名肿毒。

组成：银花二两，蒲公英五钱，当归五钱，丹皮三钱，生草五钱，生地五钱，木通钱半。

用法：水煎服。

【审查意见】有清热败毒活血之效，可用。但宜兼用外治方法，收功较捷。

16. 肿疡第十六方

主治：发背已成，将溃时，脓毒不得外泄，必致内攻，乃生烦躁，重如负石，非此法拔提，毒气难出。

组成：羌活、独活、紫苏、蕲艾、鲜菖蒲、甘草、白芷各五钱，连须葱三两。

用法：预用新鲜嫩竹筒一段，口径一寸二三分，长七寸，一头留节，括去外青，留内白一半，约厚一分许，靠节钻一小孔，以杉木条塞紧。将前药放入筒内，筒口葱塞之，将筒横放锅内，以物压之，勿令浮起，用清水十大碗，淹筒煮数滚，约药浓熟为度候用。再用披针于疮顶上一寸内品字样放开三孔，将药筒连汤用大瓷钵盛贮至病者榻前，将筒药倒出，急用筒口乘热对合疮口上，以手捺紧，其筒自然吸住，待片时筒稍凉，拔去塞孔木条，其筒自脱。看筒中物色是何样，如有脓血相粘，鲜明红黄之色一二杯许，乃是活疮治之可愈；如拔出物色纯是黑色败血秽紫黑稀水，而无脓者，此气血内败，肌肉不活，必是死疮，虽治无功。

【审查意见】此系《医宗金鉴》药筒拔法方，此法为治阴疽挤脓不受疼之良法，但阳疽忌用，恐伤气血，慎之。

17. 代针开口方

主治：痈疽。

治法：凡痈疽脓成，用已出蛾之茧一个，焙灰存性，研末，再以黄占三点，拈成麦粒大，令其两头有光，再用黄酒少许冲开水一茶碗，将此药吞下勿嚼，一二次开口出脓。

【审查意见】存待试。

（三）溃疡

1. 溃疡第一方

主治：脚面生疮，多年不收口者。

治法：山上旧羊屎蛋即羊粪，不拘多少，烧成灰，香油调敷即愈。

【审查意见】通行单方，可用。

2. 溃疡第二方

主治：疮疡溃后，去腐生肌。

组成：乳香三钱（去油），没药三钱（去油），血竭二钱，儿茶钱半，煅石膏三钱，煅龙骨三钱，冰片五分。

用法：共研细末，搽之。

【审查意见】此乃去腐生肌专剂，可用。

3. 蟾蝮昆布散

主治：因诸疮肿毒之溃疡久不收口，瘰疬久溃不愈者。

组成：蟾蜍、蝮蛇、昆布各三〇瓦。

用法：此三味混合为散。有用黑烧法，烧存性（入土器中封闭口，置炭火内烧之）挫为细末，其力平和易用，每服一分，温开水调下，朝夕各一次。

【审查意见】功能消肿、破结、败毒可用。

4. 止痛生肌膏

主治：疮毒已消，不能生肌长肉。

组成：当归身一两，白芷五钱，血竭五钱，血余一两，天麻五钱，独活五钱，山甲五钱，峰房五钱，五倍子一两，花粉一两，白菊一两，白芍一两，轻粉三钱，麝香一钱，黄丹一两，麻油二斤。

用法：上药熬膏，待冷时，再入轻粉、麝香，另加没药、乳香、煅龙骨、炒象皮各一两，研末，和入搅匀，摊油纸上，贴患处。

【审查意见】功能活血、败毒、生肌，可资应用。

5. 溃疡第五方

主治：痔漏恶疮。

组成：钟乳粉一两，琥珀一钱，黄连三钱，石硫黄三钱，白石英一钱，轻粉一钱，龙脑五分，黄丹五钱。

用法：共为末，放瓷瓶内，湿者干敷，干者猪油调敷。

【审查意见】解毒杀菌可用。

6. 溃疡第六方

主治：各疮生肌长肉。

组成：五倍子五钱（炒），麝香少许，冰片五分，百草霜钱半。

用法：醋调敷。

【审查意见】五倍子含有单宁酸成分甚多，为收敛要药，麝香、冰片、百草霜等品，有去腐止血散瘀之功，若再加以生肌之品，则功效尤佳。

7. 收口散

主治：疮疡久不收口。

治法：用青石面子敷上不数日收口，或用川芎研细面敷上亦效。

【审查意见】可资试用。

（四）疔疮

1. 疔疮第一方

主治：疔疮恶毒。

治法：银朱、官粉、百草霜各等分，用生桐油合一处，搽于四周围。

【审查意见】功专解毒行瘀，可用。

2. 拔疔散

主治：一切疔疮初起。

组成：真藤黄钱半，川黄柏五钱，川乌三钱，草乌三钱，明雄三钱，台麝香三分，真蟾酥一钱。

用法：共为细面，贮于瓶内，用时以冷水敷调患处。

【审查意见】此方有解毒、清热、止痛之效，可用。

3. 疔疮第三方

主治：疔疮。

组成：紫花地丁两半，甘菊花两半，全当归七钱。

用法：水煎服。

【审查意见】紫花地丁为除热解毒要药，专治外科一切痈疽、肿毒，著名方剂有紫花地丁散，若服本方不济时，亦可酌加金银花、大黄、赤芍、蒲公英、连翘、甘草等当能收效。

4. 疔疮第四方

主治：疔毒走黄（误食猪肉走黄法在不治）。

治法：捣芭蕉根汁服之。

【审查意见】芭蕉根味甘性寒，有泻热解毒之功，疔毒可用。

5. 天蛇毒方

组成：雄黄五分，蜈蚣（炙末）二分，鸡蛋一个。

用法：将鸡蛋打一孔，去黄入药拌匀，套患指，不可轻动即愈。

【审查意见】清热解毒可用。

6. 疔疮第六方

主治：疔疮。

治法：九月菊捣碎，生白布榨汁，吞服，渣抹患处。

【审查意见】此治疔毒通行方可用。

7. 疔疮第七方

主治：走黄病。

组成：生鸦片。

用法：先用小刀在黄线前端尽头线切创痕，微见血即将鸦片涂上。

【审查意见】此民间验方，可备试用。

（五）瘰疬

1. 瘰疬第一方

主治：瘰疬开口流水，或数口相通。

组成：松香一两，水煮十次，每次用凉水浸铜绿三钱，烧酒浸透，掺疮内，外盖太乙膏。

【审查意见】有燥湿化毒生肌止痛之功。

2. 瘰疬救苦膏外敷用

主治：瘰疬疔疮及一切恶疮。

组成：生白附子三两，生川乌、生草乌各二两，木鳖子仁两半，南银花二两，茅术片二两，赤芍片、连翘、条芩、生首乌各五钱，大枫子仁二两，白芷片一两，火麻仁二两，干姜片一两，当归尾、川花椒各一两，血余炭二两，骨碎补八钱，僵蚕一两，防风片、细辛各八钱，蝉蜕、生南星、生半夏各二两，马前子二十八个，当归片三两，黄柏二两，蛇床子、儿茶、姜黄各五钱，皂刺二两，生地片二两，槐枝甘一寸，乳香、没药、麝香、水银各三钱，蜈蚣三十条。

用法：以上诸药用桐油、香油各三斤，共为极细面，浸七日夜后放炉上煎焦去渣，将油熬至滴水成珠为度，加南丹成膏。再将乳没、水银、麝香、蜈蚣等细面加入膏内，完全入冷水内，三日后再用以贴患处。

3. 瘰疬救苦丹

主治：瘰疬鼠疮及一切疔疮痈疽恶疮等症。

组成：连翘三钱，漏芦三钱，丹皮三钱，当归五钱，生地三钱，熟地三钱，生白芍五钱，鼠粘子三钱，西洋参三钱，甘草二钱，桂楠钱半，黄连二钱，昆布三钱，三棱二钱，莪术二钱，益智仁二钱，朴根三钱，云苓皮三钱，广木香三钱，桃仁二钱，秦艽三钱，花粉三钱，桔梗三钱，龙胆草三钱，夏枯草二钱，川芎三钱。

用法：以上共为细面，蜜为丸，如桐子大，每服三钱，白开水送下。疮在下者饭前服，疮在上者饭后服。

【审查意见】以上二方，一系内服，一系外涂，内服方药味杂乱，治瘰疬功效不确，外涂方可试用之。

4. 瘰疬第四方

主治：瘰疬及一切无名肿毒，汤火等伤。

组成：香油半斤，大蜈蚣二条，斑蝥七个，木鳖子七个，槐条七个，官粉六两，为末。

用法：乳香、没药、麝香各少许为末。先将香油入砂锅内置火上候滚，再将蜈蚣、斑蝥、木鳖子、槐条入油内炒焦捞渣，渐渐将官粉末撒在油内，熬至滴纸成珠时，将锅取置冷水内，将乳香、没药、麝香末撒入收贮瓷器内候用，摊贴患处，每日一换。

【审查意见】可备试用。

5. 瘰疬第五方

主治：颈项瘰疬。

治法：带壳蝼蛄七枚（生取肉），入丁香七粒，于壳内烧过，共研如泥，摊纸上贴之。

【审查意见】通行单方，瘰疬可用。

6. 瘰疬第六方

主治：鼠疮。

组成：当归六钱，朱砂二钱，川牛膝三钱，白人言二分。

用法：以上共为细末，加入汗烟袋内吸之，久即见效。

【审查意见】此方系将各药末装入汗烟袋内吸，然非久用，恐难见效。素有烟癖者用之，未尝不可，若属不吸烟人，诚属不便，又人言烧酒吸之，殊属不妥。

7. 瘰疬第七方

主治：瘰疬痰核。

组成：石灰（大黄三钱切片同炒成红色去大黄）一两，乳香二钱，轻粉二钱，银朱三钱，血竭三钱，潮脑三钱，硝石五钱，天南星一两，黄丹二钱，石膏三钱。

用法：共为细面，米醋调敷患处。

【审查意见】有解毒散血、定痛生肌之功，可用。

8. 瘰疬第八方

主治：瘰疬瘿症缠绵不愈。

组成：昆布、海藻各三两，川贝、浙贝各一两，枳壳、郁金各五钱，陈皮、青皮各三钱，香附、木香各一钱，茯苓一两。

用法：共研末，水泛为丸，早晚空心开水送服三钱。

【审查意见】瘰疬专药，可用。

9. 夏枯贝布鲋鱼肴

主治：瘰疬结核马刀。

组成：上等酒二升，夏枯草十两，鲋鱼三尾（约一斤），生姜五钱或一两，贝母三两，昆布一两。

用法：上酒二升入土锅中，夏枯草之叶茎及根十两浸其中。经一日取出鲋鱼三尾去肠杂，其腹内置生姜五钱许，与贝母之叶茎根三两，以昆布卷之，投于前之酒中，弱火煮至酒尽，任意食之，除鱼外，昆布亦可食。

又煮时，宜以土器密闭之，如阳城罐或黑油罐，空腹温食，日服三次。外用牡蛎粉五钱，润玄参一两，黄柏五钱，白蔹一两，长山药一两，甘草五钱，地丁三钱，捣饼贴之。

【审查意见】有破结软坚、清血热消肿毒之功，可用。

10. 猪胆膏

主治：颈项疬子穿者。

治法：猪胆二三十个捣碎取汁，放在铜勺内，炭火上煎韧。用篦挑起，滴在水中，不化为度，倒在冷水内，并为一块，然后撩起放磁缸内。用时滴水搅匀炖烊，摊在油纸上贴之，一日换一次或换二三次亦可。

【审查意见】可备试用。

11. 瘰疬第十一方

主治：结核。

组成：陈皮、半夏、茯苓、胆星、连翘、黄芩（酒炒）、黄连（酒炒）、僵蚕、牛蒡子、木香、砂仁、昆布、海藻、桔梗、夏枯草各一钱。

用法：生姜、薄荷水煎食后服，或加大黄酒煮皂刺亦佳。

【审查意见】豁痰，清热，散结有效。

12. 瘰疬第十二方

主治：项侧肿痛瘰疬。

组成：银花、天花粉、山药各钱半，蒲公英、夏枯草、生草、前胡各一钱。

用法：水煎温服。

【审查意见】功专清热解毒，可用。

13. 瘰疬第十三方

主治：项侧结核。

组成：柴胡、黄芩、牛蒡子、连翘、三棱、归尾、甘草各三分，红花、黄连各少许。

用法：水煎热服。

【审查意见】有行血破瘀之功，轻症可用。

14. 瘰疬第十四方

主治：瘰疬结核。

治法：生山药一挺（去皮），蓖麻仁二个，同研贴之神效。

【审查意见】轻症可资试用。

15. 消核散

主治：项间结核。

组成：海藻三两，牡蛎四两，广木香二两，生甘草一两，红娘子廿八个（同糯米炒，去红娘子用末）。

用法：共研细末，酒调服一钱，或钱半，量人虚实用之。

【审查意见】古方，可资应用。

16. 瘰疬第十六方

主治：瘰疬。

组成：浙贝母、白芷各五钱。

用法：共为细末，糖霜调陈酒下三盅，重者三服，痊愈。

【审查意见】有利痰、行滞、活血、止痛之功，可用。

17. 瘰疬第十七方

主治：老鼠疮。

组成：顶上门碱[①]二两，上石灰四两，银吊子五分，斑蝥一个。

用法：共为细末，凉水调搽，若疮未破有核者，先将药搽核上，不时用凉水在药上擦之，以一炷香为度，然后用冷水洗之，若破时将药放在纸上擦之。

【审查意见】有腐肉者可用。

（六）瘿瘤

1. 瘿瘤第一方

主治：头颈瘿瘤。

组成：川黄柏一两（细末），海藻一两（细末）。

用法：二味和匀，每用五分，以舌舐之，一日三五次，即消。

【审查意见】解热，散结，瘿瘤用之有效。

2. 瘿瘤第二方

主治：渣瘤。

组成：生草五两。

用法：熬成膏，涂瘤之根盘，留出高处，干后剔去再敷，数日后其瘤自破，挤净渣腐，即平复矣。

【审查意见】存待试。

3. 瘿瘤第三方

治法：芫花净洗带湿，不得犯铁器，于木石器中捣取汁，用线一条，浸半日，或一宿，以线系瘤，经宿即落，如未落，再换线，不过二次，即落。后以龙骨并诃子末敷疮口即合，依上法系奶痔，累用得效。

【审查意见】存待试。

---

① 原文为"顶上门壉"。

（七）乳痈

1. 乳痈第一方

组成：鹿角三钱，台麝、葱须四个，人指甲三个，官粉二两，香油四两。

用法：先将香油熬至滴水成珠，再入官粉，用槐条搅匀后，入麝香即成膏，贴时摊纸上。如已破溃，膏药上穿孔，以便排脓。

【审查意见】此方有通络、行瘀、散肿之功，可用。

2. 消痈汤

主治：乳痈，乳房红肿，疼痛难忍，甚则紫赤、顽硬，欲化脓者。

组成：当归尾一钱，川芎二钱，银花五钱，香附钱半，乳香二钱，桔梗钱半，枳壳一钱，赤芍二钱，山甲二钱，皂刺二钱，白芷钱半，酒芩钱半，陈皮一钱，引用瓜蒌四钱。

用法：煎服之。

【审查意见】外科通行方，未化脓者，有效；已化脓者，非开刀不可。

3. 乳痈第三方

主治：乳痈红肿高大。

组成：广木香一钱，广陈皮钱半，粉丹皮二钱，川黄柏二钱，香白芷钱半。

用法：水煎服三剂。

【审查意见】行气活血，消肿，止痛可用，但功效不如前方之大。

4. 乳痈第四方

组成：川贝母二钱，知母二钱，山甲二钱半，半夏二钱，花粉三钱，银花四钱，皂刺一钱，乳香钱半，没药钱半，归尾三钱，川军钱半。

用法：水煎服，将渣和芙蓉叶捣烂，井水蜜调敷患处，如干用蜜水润之。

【审查意见】有消肿破结之效。

5. 益母蒲公英汤

主治：乳痈。

组成：益母草三钱，蒲公英四钱，天花粉三钱，青皮二钱，归尾五钱，鹿角霜钱半，金银花五钱，百合二钱。

用法：大人一日量，上八味挫细，清水二盅，入酒少许，煎至一盅，去渣，空心微温服。

【审查意见】有消炎之效，可用。

6. 乳痈第六方

主治：乳痈红肿高大，疼如刀割。

治法：忍冬藤、芙蓉叶、马齿苋、水仙花各五钱，捣成膏敷患处。

【审查意见】有解毒消炎、散肿止痛之效，可用。

7. 乳痈第七方

主治：乳痈疼痛不止，红肿高大。

组成：瓜蒌五钱，当归尾五钱，乳香钱半，没药钱半，甲珠二钱，白芷片钱半，生芪钱半，银花三钱，蒲公英三钱，生草钱半。

用法：黄酒引水煎服。

【审查意见】宜去黄芪，加栀子、丹皮、酒芩、花粉等方妥。

（八）乳严

1. 乳严第一方

主治：乳起结核（久即恐成乳严，初起并不疼痛）。

组成：山慈菇一钱，胡桃肉三枚。

用法：共捣酒服。

【审查意见】此方能解热毒,可用。

(九) 鹅掌风

1. 鹅掌风第一方

组成:猪胰一具(去油勿过水洗),花椒三钱。

用法:将上二味,同浸入温酒内三日,取胰不时擦手,小火徐徐烘之,日久自愈。

【审查意见】可资试用。

2. 鹅掌风第二方

主治:鹅掌风皮粗爪裂经年不愈。

组成:雄黄、轻粉各五钱,柏油、黄蜡各一两,乳香三钱,没药三钱,密陀僧三钱。

用法:先将柏油、黄蜡熔化,余药研末,调匀搽患处。

【审查意见】有散肿解毒,生肌滋润之功。

(十) 鹤膝风

1. 鹤膝风第一方

主治:鹤膝风,病伤风受湿腿痛。

组成:好烧酒十二两,好醋半碗,新粗白布二尺四寸。

用法:用冷水将白布揉透,揉尽水气,折成八层,令病人到避风处,人扶坐之。再将布盖醋碗内,将醋吸入取出以后,折回四角,为圆形,如膝样,置膝上,更用草纸蘸酒覆布上,用火燃之,病觉太热时,以手用木板捺熄,待布冷再燃之,以酒尽为止。

【审查意见】功专散瘀消肿,解毒祛湿,可资试用。

(十一) 胯疽

1. 胯疽预防膏

主治:有孕妇人,预防胯疽。

组成:全蝎七个,银粉一两,口胶二两,陈醋五两。

用法：先将口胶用陈醋化开，再将全蝎研细末，和银粉加入，煎成膏备用，用时将膏敷布，贴于胯部，贴至产后为止。

（十二）坐板疮

1. 坐板疮第一方

组成：红升丹一钱，赤石脂末三钱，牙猪脊筋一条。

用法：将髓和药捣匀。

用甘草、马齿苋、金银花各三钱，煎汤洗净患部，摊敷患处。

【审查意见】坐板疮由暑令坐日晒几凳，或久坐阴湿之地，以致暑湿热毒，凝滞肌肉而成，生于臀腿之间，形如黍豆，色红作痒，甚则焮痛，此系古方，外用有效。

2. 坐板疮第二方

组成：枯矾三钱，明雄一钱，信石三钱，硫黄一钱。

用法：共为细末，猪油调贴，七日即愈。

【审查意见】古方可用。

（十三）臁疮

1. 臁疮第一方

治法：江西火纸，将火纸制成方块涂官粉在上。再用当归、川芎、生地黄、金银花、连翘、白芷各少许，用香油煎透，将渣捞出，再将火纸用滤出之油煎过，取出贴于患部。

【审查意见】可资试用。

2. 臁疮第二方

主治：多年臁疮。

治法：炉甘石（煨）、汉轻粉、白蜡、猪脂油各等分，将甘石、轻粉研细面，溶化白蜡、猪油，撒于一处，搽在疮上，用白毡片包扎，如痛痒勿可去掉毡片。

【审查意见】臁疮专剂，有效。

3. 臁疮第三方

主治：阴茎皮破，兼治臁疮。

治法：轻粉（研面），猪板油，上二味共捣烂泥，敷之即愈。

【审查意见】功专解毒，轻症可用。

4. 臁疮第四方

组成：炉甘石三钱，白蜡三钱，全蝎一条，杏仁七个，猪油二两，火纸二张。

用法：以上各药，另捣细泥，合一处，卷在火纸内，用火燃之，滴下之油即是。贴时先用艾叶、花椒、槐条，煎水洗之，将药涂在毛光布上贴之。

【审查意见】通行方，可用。

5. 臁疮第五方

组成：白降丹渣（即降毕罐中所余之渣药）三钱，小粉三钱，冰片三分，生石膏三钱。

用法：共研末，香油调匀涂患处，上以油纸盖定。

【审查意见】杀菌燥湿，此方极效。

6. 隔纸膏

治法：白蜡五钱，甘石三钱，银朱一钱，铜绿五分，枯矾五分，大梅片二分，共研细末，另包。用麻油四两，用头发少许，熬稠方下各品，惟白蜡、梅片须起锅时加入和匀，以滴水成珠为度。再用油纸一块，中间密密刺孔，如患处大，以通药气。末将膏药刮上两面，对摺藏药在内，四围亦须向内略卷，免药流出，外加带子扎住，缚一二日后，揩去脓垢。或仍照扎，或换过药，如脓干即不必开看，有数日自然肌满而痊。

【审查意见】通行方，可用。

7. 臁疮第七方

治法：樟脑三钱，铜绿一钱，和猪板油捣烂，以油纸夹之，贴患处。

【审查意见】有祛寒燥湿杀虫之效，可备用。

8. 臁疮第八方

治法：炉甘石不拘多少火煅细面，用生猪板油捣如泥，贴患处，当贴膏时，务必用药水（花椒、陈艾）洗净患处。

【审查意见】炉甘石（煅）眼科要药，纲目载其有消肿生肌，收湿去腐之功，此方可备用。

（十四）痔漏

1. 痔漏第一方

主治：漏疮。

治法：白麻苗不拘多少，煎汤熏洗数次即愈。白麻即青麻也。

【审查意见】可资试用。

2. 痔漏第二方

主治：痔兼脱肛。

治法：地骨皮、皮硝、石榴皮、槐实、五倍子各五钱，用水二大碗，煎成一碗半，再用新白布蘸药水熟洗患处，每晚洗一次，七八日即愈。

【审查意见】此方有凉血润燥收涩之功，可用。

3. 痔漏第三方

主治：痔疮。

治法：将鸡蛋煮熟，乘热蘸象骨细面，每早晚空心食之，每食三颗。

【审查意见】存待试。

4. 痔疮第四方

组成：瓦松五钱，瓦楞子三钱，羌活三钱，连翘三钱，翻打木五钱。

用法：水煎熏洗。

【审查意见】消炎解毒，痔漏可用。

5. 痔漏第五方

治法：大蛤蟆一个（去肠），轻粉五钱，雄黄五钱，共为细末，填入蛤蟆肚内缝住放罐内封固，先文火后武火煅之即成。每用药二钱加冰片二分，加蜜少许，和药为锭，将锭插入漏孔内，用五次管自脱去。

【审查意见】此方有解毒消肿杀菌之效，漏疮可试用之。

6. 痔漏第六方

治法：用冬天鬼脑与香油共和一处，涂痔疮上，三五次即愈。

【审查意见】痔核初起可用。

7. 痔漏第七方

主治：痔漏脱肛。

治法：丝瓜（烧灰）五钱，陈石灰五钱，雄黄五钱。共为末，以猪胆汁、鸡子清及香油和贴之。

【审查意见】有解毒清血渗湿之功，可用。

8. 痔疮立效散

主治：内痔。

治法：用刺猬皮一张，明矾二两，槐花三两，猪大肠一节共研细末，筛过装入猪肠内，以线结两端，放砂锅内以水煮之，至肠肉煮熟为度，然后取出焙干，再研细即成，每早晚空心服三钱。

【审查意见】此方有凉血消肿止痛之功，可用。

9. 痔漏第九方

主治：久痔便血。

组成：青蒿叶三钱，炒槐花二钱，川连五分，粉丹皮钱半。

用法：水煎服。

【审查意见】清热、解毒、凉血可用。

10. 堵漏丸

主治：一切发无定处，各种漏疮，年深日久，溃烂成洞，或生毒管深入，发热恶寒，少食身懒，漏出骨高，常流粉汁秽水，恶臭难近，百药不效，屡试屡验。

组成：象牙八钱（焙微黄，研细末），生白矾八钱，黄蜡一两，马蜂房（带子者）二个约重三钱（即大马蜂之巢），猬皮四钱（煅存性），上血竭三钱，朱砂二钱，雄黄二钱，儿茶钱半，制乳香三钱，制没药三钱，胡黄连三钱，槐末三钱，生石决明两半。

用法：除矾、蜡外，先将各药依法制成研细，再收矾蜡熔化，投入各药末调匀，量加蜂蜜为丸，如黍米大，用时以温水送下，每服二钱或三钱，每日早晚二次服，小儿减半，空心，隔日与汤药间服。

【审查意见】有活血散结之效，惟消化不良者慎用。

11. 痔疮第十一方

治法：苍耳不拘多少，水煎，倾入洗净便桶内，坐上洗熏。

【审查意见】通行单方，可用。

12. 痔漏第十二方

主治：漏疮。

治法：花椒、生烟、山豆根、陈艾、青盐、红矾各五钱，先熏后洗，一剂愈，三剂即除根。每剂分洗二次，每夜洗后即睡。

【审查意见】除湿祛风，解毒止痛，可资外用。

13. 痔漏第十三方

主治：痔疮初起，肿而不痛者。

组成：生地三钱，槐花二钱半，黄芩二钱，川甲片三钱，归尾二钱，茯苓二钱，枳壳钱半，乳香一钱，没药一钱，地榆三钱，山栀子二钱。

用法：水煎服。

【审查意见】此方有凉血、行瘀、止痛之功，可用。

14. 痔漏第十四方

主治：痔疮脱肛。

组成：万年青、猪腿骨各一两半，蛇床子八钱，五倍子五钱。

用法：水煎，先熏后洗。

【审查意见】此方有解毒、消肿、收脱之功，可资选用。

15. 痔漏第十五方

主治：久年痔漏，肠癖下血，结核疼痛，或肛门肿痛有脓血者。

组成：皂刺三钱（烧存性），小茴香四钱，枯白矾二钱，炒枳壳二钱，白附子三钱（炮），刺猬皮八钱（烧存性），乳香四钱，鸡冠花五钱（炒），槐花四钱（炒），黄芪五钱，雷丸四钱，炒黄连二钱，当归五钱，白芷三钱，油发灰三钱，炙山甲三钱，元参二钱，防风三钱，贯众三钱，槐角子三钱炒，生南星二钱，诃子三钱，百草霜四钱，牛角腮七钱（烧灰存性）。

用法：共为细面，醋糊为丸，如桐子大。每服七十丸，空心米饮送下。

【审查意见】有解毒消热、杀菌止血之功，慢性者宜之。

16. 痔漏第十六方

主治：内外痔疮。

治法：大白象粪晒干燃之，以烟熏肛门，三四次即愈。

【审查意见】此系经验秘方，可备用。

17. 痔漏第十七方

主治：内外痔疮，肿痛出血，兼肠风下血。

治法：臭椿树根微去黑皮，用白皮。煎汤空心服一盏，数日即愈。

【审查意见】通行单方，有涩肠燥湿之功，可用。

18. 痔漏第十八方

主治：外痔。

治法：五倍子十个，取核桃大者，锥孔去子。金头蜈蚣二条剪碎，儿茶两半敲碎，将二药和匀，装入五倍子内，纸封固，瓦上煅以青烟尽为度，取起研末。配熊胆一钱，冰片五钱，以猪胆汁调搽，于未搽药前，先以皮硝汤洗患处，然后搽药。

【审查意见】收敛专剂，外痔可用。

19. 痔漏第十九方

主治：痔疮初起。

组成：葱白十根，瓦松一两，马齿苋一两，皮硝一两，五倍子一两（去虫），槐花一两。

用法：绢袋盛药煮水，每日熏洗，七八次即愈。

【审查意见】有消炎止痛之效，可用。

20. 痔漏第二十方

主治：漏疮。

治法：番打马、石榴皮、祁艾各等分，将药用新砂锅煎服，再将药用生白布一方，蘸洗擦，擦后忌风。

【审查意见】杀菌消肿有效。

（十五）脚气

1. 脚气第一方

主治：风湿脚气。

组成：羌独活各钱半，枳实一钱，吴萸五分（拌炒），生锦纹一钱，宣木瓜三钱，杉节炭三钱，防己二钱，归须二钱，花槟榔一钱，嫩桑枝二钱，生苡仁二钱，青橘叶钱半，牛膝钱半，猪苓二钱，桂枝尖一钱。

用法：水煎温服。

【审查意见】有祛湿舒筋之效。

2. 脚气第二方

主治：脚趾湿气，多年不愈。

治法：枯矾、青黛、煅龙骨、煅牡蛎各等分，研细和匀，撒患处。

【审查意见】燥湿收敛专剂，年久者可用。

3. 脚气第三方

主治：湿脚气。

治法：莱菔秧及根煎汤薰洗（干者鲜者均可用）。

【审查意见】通行单方，可用。

4. 脚气第四方

主治：男女脚溃烂，瘙痒不已。

组成：煅炉甘石粉一两，熟石膏一两，川白蜡六钱，香白芷三钱，大梅片一钱。

用法：研细末，猪油调之，涂擦患处。

【审查意见】有渗湿止痒生肌之功。

5. 脚气第五方

主治：烂脚。

治法：最老南瓜蒂煅火研末，用麻油调敷，不数日即腐去生肤。

【审查意见】通引单方，可用。

6. 脚气追风逐湿丸

主治：脚气成痿。

组成：归须二两，紫丹参两半，鸡血藤胶三两，金狗脊三两，巴戟肉两半，川牛膝三两，千年健两半，川断肉三两，左秦艽两半，虎胫骨两半，香料豆二两，合欢皮二两，刘寄奴二两，忍冬藤三两，乳香二两，五加皮三两，油松节二两，白茄根两半，萆薢二两，防己二两，威灵仙二两，菟丝子三两，茅苍术一两，黄柏三两，苡米二两。

用法：研末同桑枝膏六两化水泛丸，清晨空心米汤服四钱，下午半饥时服四钱。

【审查意见】脚气瘀滞湿滞者，用之有祛风逐湿之功，痿病用之，有强壮之效。

7. 脚气第七方

主治：寒湿脚气，腿膝肿疼，行步无力。

治法：胡芦巴五钱（酒浸焙），破故纸五钱（炒香），宣木瓜五钱，川牛膝三钱，小茴香三钱，川萆薢五钱。

用法：研细末，放瓷钵中，另用猪腰子一对，煮烂捣泥，与药和匀，白蜜为丸，如桐子大。饭前盐汤下。

【审查意见】寒湿脚气用之有效。

六、皮肤科

（一）疥疮

1. 黑祛风散

主治：风湿疥疮，烂皮风，瘌痢湿毒。

组成：炒黑苦参半斤（不黑不效），五倍子二两，生熟矾各三两，蛇床子三两，川黄柏一斤，烟膏一斤（即旱烟筒中汁），生军二两，花椒三两，硫黄二两，水银二两，枫子肉三两，轻粉二两，元明粉三两，尿浸石膏三两，光木鳖三两（去壳炒），腰黄二两。

用法：先研硫黄，后入水银，黄柏研细，再拌樟脑，头上用草麻油调，身上用生猪油调敷，臂上用热猪油调敷。

【审查意见】此方祛风祛湿、消毒杀虫有功，制膏涂搽皮肤，当可有效。

2. 疥疮合掌丸

主治：干湿疥脓。

组成：大枫子四十九粒（去壳），樟冰、花椒、槟榔各三钱，枯矾、雄黄各二钱，水银一钱，白芷钱半，硫黄三钱，杏仁一钱半（去皮尖）。

用法：先将枫子、杏仁、水银同研，至不见星，再加余药，共捣为末。另研核桃半斤，去壳捣烂，用夏布搅汁另装取油。临用将油和为数丸，如龙眼大，干即易之。日间擦患处，五七次；夜即合于掌中而睡，不数日即愈。

【审查意见】此方以涂擦皮肤为宜，若只合于掌中，恐难见效。

3. 疥疮第三方

主治：脓泡疥疮。

组成：麻油二两，蜂蜡四钱，硫黄粉三钱。

用法：先将麻油用火煎之，使油稍温，投入蜂蜡，再将硫黄粉捣拌成膏。先行截去脓泡，再用葱胡、花椒水洗之，用棉花擦干，将药膏搽患处，上盖洁净棉花，用白布裹之。

【审查意见】硫黄功专杀疥癣寄生虫，麻油能润皮肤，加蜡合制成膏，治疥癣定当有效。

4. 疥疮一扫丸

主治：干湿疥疮。

组成：大枫子一百个（去皮），水银二钱，潮脑二钱，川花椒二钱，雄黄二钱，轻粉三钱，枯矾二钱，桃仁二钱，杏仁三钱。

用法：共为末，用柏油调匀，包于净白粗布内，擦患处，一日约六七次。

【审查意见】治疥之通行方，有杀虫消毒之效。

5. 疥疮第五方

主治：疥癣疮。

组成：大枫子二两，白藓皮一两，雄黄五钱，土槿皮一两，潮脑三钱。

用法：共研细末，以猪脂三两和匀，用纱布一块，包药擦患部。

【审查意见】此方杀虫有效，尚可应用。

6. 疥疮第六方

主治：疥疮。

组成：水银二钱，轻粉二钱，蛇床子三钱，玛瑙粉一钱，硫黄一钱，樟脑一钱，荆芥钱半，透骨草三钱。

用法：水银，轻粉，玛瑙，硫黄，樟脑，各研细和匀，如红升丹炼法，再配蛇床子、荆芥、透骨草各末，与猪脊髓油一两，共和成丸，纱布包住，擦之，再近火烧之，连擦三次。隔日行之，五日结痂即愈。

【审查意见】此方杀虫消毒之力最著，然有腐蚀皮肤及中汞毒之虞，用者宜慎。

7. 疥疮第七方

组成：生石膏一钱，生硫黄一钱，枯矾五分。

用法：共为细末，猪油调搽。

【审查意见】有清热渗湿杀虫之效，可备用。

8. 疥疮第八方

组成：硫黄三钱，水银二钱，洋冰二钱，大枫子钱半。

用法：共为末，香油调搽。

【审查意见】有杀菌制痒之效，可备应用。

9. 疥疮第九方

组成：白薇三钱，白芷二钱，花椒二钱（炒出汗），细茶叶二钱，大黄五钱，明矾五钱，寒水石二钱（另炒），蛇床子一钱，雄黄一钱，百部二钱，潮脑一钱（临用再加）。

用法：共为细末，以生蜡脂油去衣膜和匀，捣烂随意搽之。

【审查意见】有祛风清热、燥湿止痒杀虫之效，顽癣疥疮，均可应用。

10. 疥疮第十方

组成：水银三分，生巴豆肉三十个，大枫子肉五钱。

用法：共研细末，香油调搽。先洗净全身，然后搽药，万勿搽在前后阴间及眼口周围。可将生殖器包之，以防不测。

【审查意见】此方有杀疥癣虫之功，但有腐蚀性，且能作痛，用者宜慎。

11. 疥疮第十一方

治法：木鳖子、雄黄、松香各等分，共为细面，散至条香板两头，燃火放甬瓦上，病人睡被内，将香放在被内，蒙好出汗而愈。

【审查意见】仅凭发汗，只能促进血行，排泄老废成分，如欲根本治疗，须兼施外治方药，庶可奏效。

12. 疥疮第十二方

主治：脓窝肥疮。

组成：大枫肉五钱，油核桃肉五钱，信石三分，水银一钱，麝香一钱。

用法：将枫桃二肉捣如泥，次入水银，研不见星，再入信、麝捣匀，分作六丸，每日临睡时一丸，在心窝擂烊为度，用绢帕包围，安卧不污衣被，其手不可摸肾囊，恐水银中毒。擂至五日，第六日停止，至第七日再擂，大凡擂药一次，次早胸前必发细瘰，以手摩之稍痛，然亦当日即愈。病重者用此一料，七日即愈。

【审查意见】可资试用。

（二）癣疮

1. 癣疮第一方

组成：蛇床子、苦参、芜荑各一两，雄黄五钱，枯矾一两二钱，硫黄、川椒各五钱，樟脑二钱，大枫肉五钱。

用法：共为细末，脂油调搽。

【审查意见】此乃治癣之通剂，有祛风除湿杀虫之效，可备应用。

2. 癣疮第二方

组成：川山甲、雄黄、皂刺、白芷、防风、白及、斑蝥、蝉蜕、紫荆皮、桂枝、雷丸各一钱。

用法：用烧酒半斤，浸七日，洗之即愈。

【审查意见】风湿癣疮，洗之有效。

3. 癣疮第三方

治法：用新鲜羊蹄叶（俗名牛舌头叶），不拘多少，捣烂，加川椒、白糖、食盐少许，以布包之，浸好陈醋内，半日取布裹擦癣处，三日即愈。

【审查意见】此方有燥湿止痒杀虫之效，轻症可用。

4. 癣疮第四方

主治：牛皮癣。

组成：百部三钱，紫荆皮三钱，白人言三钱，斑蝥八个（去头尾）。

用法：共为细末，白酒浸一宿，温热搽之。

【审查意见】此方百部、紫荆皮燥湿祛风，白人言、斑蝥杀菌发泡，有强大之刺激性，用时宜慎。

5. 癣疮第五方

组成：川槿皮三钱，白藓皮钱半，白芷钱半，白矾钱半，荜茇钱半，明雄一钱，斑蝥一钱，百部钱半。

用法：用好烧酒半斤，浸搽之。

【审查意见】此方杀菌、收涩、防腐、制泌有效，可用。

6. 癣疮第六方

组成：轻粉、硫黄各六分，皮烟一钱，信石三分，枯矾、穿山甲（煅）、雄黄各一钱，麝香三分，冰片三分。

用法：共为末，老生姜汁点药，擦患处。

【审查意见】功专解毒杀虫，可资应用。

7. 癣疮第七方

组成：生芥穗三钱，防风三钱，金银花三钱，百部五钱，灯心一钱，白术二钱，槟榔五钱，菊花三钱，艾叶一钱，白藓皮二钱。

用法：上药十一味，以水三茶碗煎一茶碗，去滓，将所余之一茶碗分成六份，每次用一份。以棉花蘸药水洗患处，日洗三次至第七日愈。

【审查意见】此方有搜风、去湿、清热、消毒、杀虫之功，外以药水蘸洗患处，为治癣之良法。

8. 癣疮第八方

主治：牛皮癣。

组成：斑蝥五钱，花椒二钱，柏油四钱，黄蜡三两。

用法：研细，用猪胆汁调敷之。

【审查意见】斑蝥为强有力之刺激发泡药，牛皮顽癣，非此不可奏功，但勿多用，恐伤皮肤。

9. 癣疮第九方

主治：通身顽癣。

组成：大枫子二钱，川槿皮二钱，海桐皮二钱，轻粉钱半，红娘子五分，杏仁一钱。

用法：共为末，河井水各一碗，浸一夜，鹅翎蘸搽患处。

【审查意见】功专杀虫消毒燥湿，治顽癣必获良效。

10. 癣疮第十方

治法：马钱子一枚至数枚，磨醋涂，一日三四次。

【审查意见】马钱子，即番木鳖，主要成分为马钱霜及布鲁西涅[①]等有兴奋麻痹作用，用于疥癣，则杀虫力甚强，必获良效。

11. 癣疮第十一方

治法：斑蝥、银朱，共为末，和猪脂油擦于癣上，过六小时洗去，上药处即起水泡，用消毒针或皂刺将泡挑破放水，用花椒大葱汤洗之。

---

① 为马钱子碱（brucine）之音译。

【审查意见】斑蝥、银朱刺激性甚大，为一种发泡药，治顽癣可以收效。

12. 癣疮第十二方

治法：用鸡子一个，放在陈醋碗内浸之，每日以日光晒之。过七日，其蛋自化，如醋干再加之，和匀，鸡翎搽于患处，每日搽之即愈。

【审查意见】此方简便经济，为民间验方，功效确否，尚待试验。

（三）黄水疮

1. 硫轻膏

主治：黄水疮，脓疱疮，湿癣。

组成：黄柏一两，枯矾两半，硫黄一两，银粉一两，轻粉一两。

用法：共研细末，猪脂油炼过，将前药末，调和涂患处。

【审查意见】功专燥湿、清热、杀虫，治一切皮肤寄生虫病，均可用。

2. 黄水疮第二方

组成：当归钱半，生地钱半，蝉蜕一钱，知母钱半，防风一钱，荆芥一钱，苦参钱半，苍术钱半，牛子一钱，生石膏钱半，甘草一钱，木通钱半，白蒺藜钱半，银花三钱，藿香一钱。

用法：引用浮萍草一撮，水煎服。

【审查意见】此方活血清热、搜风解毒有功，内服亦根治一法也。

3. 黄水疮第三方

组成：川黄连、川黄柏、黄芩、青黛、煅石膏、川军各等分，轻粉少许。

用法：共为极细末，香油调搽，三四次即愈。

【审查意见】有凉肤清热、消毒杀虫之功，用之有效。

4. 黄水疮第四方

组成：青黛一钱，蛤粉一钱，生石膏一钱，轻粉五分，黄柏一钱，冰片五分。

用法：共为末，菜籽油调敷。

【审查意见】有消炎止痛吸收毒汁之效。

5. 胎毒神效膏

主治：小儿胎毒初起小泡，搔破出黄水成痂。

组成：麻油一两，蜂蜡钱半，雄黄五钱，枯矾三钱。

用法：先将麻油用火煎沸，加入蜂蜡，待蜡油化合时，去火待温，加入雄黄、枯矾末搅拌成膏。

【审查意见】此方有消毒防腐、杀虫制泌之效，但须用葱须①、花椒水洗净患处，再以此膏外敷，方能收功。

6. 黄水疮第六方

主治：小儿黄水疮，缠绵不愈。

治法：陈黄蜂窝一个，白矾一块，将白矾研末，填满其孔为度，然后置于铁勺内炒之，至白矾溶化为止，俟冷研末以芝麻油调匀，涂于患处，一日一次。

【审查意见】有制泌润肤之功，轻症可用。

7. 黄水疮第七方

组成：百药煎八钱，松香八钱，枯矾八钱，轻粉三钱，绿豆粉一两，滑石八钱。

用法：共研细末，以香油和匀，涂疮上。

【审查意见】百药煎、松香清热燥湿，枯矾、轻粉制泌杀菌，绿豆、滑石凉肤祛湿。此方用于皮肤寄生虫病，定可

---

① 原文为"葱鬚"。

收功。

8. 黄水疮第八方

组成：川连二钱，黄柏二钱（生熟各半），冬丹皮（即冬天丹皮）钱半，轻粉五分（水浸去渣）。

用法：研细，猪脂油调搽之。

【审查意见】治黄水疮通行方，可用。

9. 黄水疮第九方

治法：以绿豆淀粉置砂锅内，加火干炒，至变为黑色，呈油垢状，此时加陈醋一盏（一两淀粉加一两醋）旋炒旋加，至成膏状时，即去火放置，俟冷即成，搽患处。

【审查意见】有清热渗湿之效，轻症可用。

10. 黄龙化毒散

主治：湿阴黄水疮。

组成：飞龙肝一钱，飞枯矾一钱，黄丹一钱，松香一钱，铜绿一钱，梅冰片二分。

用法：研细末，搽患处。

【审查意见】此方有燥湿消毒之功，可用。

11. 黄水疮第十一方

组成：真柏油三两，黄丹五钱，枯矾五钱。后二味研末，和油调匀。

用法：涂疮，以油纸盖之。

【审查意见】此方有收涩燥湿，杀虫之效。

12. 黄水疮第十二方

治法：官粉、铜绿、松香、漳丹各等分，共为细末，再将香油用火烧开，入花椒数十粒，俟花椒炸黑，将花椒取出，候油凉，调药面敷之，如疮症大者，再加梅片、珍珠如法治之可也。

【审查意见】有渗湿杀虫、止痛制痒之功效，可用。

13. 黄水疮第十三方

治法：大枣去核，用白矾入枣内，烧存性，旧鞋底皮烧存性，共研一处，香油调搽。

【审查意见】有燥湿收敛之功，可备用。

14. 黄水疮第十四方

组成：硫黄三钱，大黄六钱。

用法：共为细末，将疮上痂子去净，撒患处。

【审查意见】疗黄水疮，有杀虫除湿热之功，可用。

15. 黄水疮第十五方

治法：铜青、飞矾、松香各等分开水冲过，共研细末，以香油调敷患处。

【审查意见】通行方，可备应用。

16. 黄水疮第十六方

主治：湿疮、流注、浸淫疮。

组成：蛇床子五钱，黄连三钱，轻粉三钱，黄丹三钱，花龙骨五钱，牡蛎五钱。

用法：研细末，敷患处。

【审查意见】此方有燥湿凉肤、消毒杀虫之功，用之于湿疮疾患，尚无不可，龙骨、牡蛎宜煅用。

（四）麻风（缺失）

（五）风疹

1. 风疹第一方（缺失）

2. 风疹第二方

主治：血热受风，全身发疙瘩。

组成：当归三钱，生白芍三钱，丹皮三钱，地肤子三钱，甘草皮三钱，荆芥五分，防风五分，蝉蜕钱半，炒栀子二钱，茅术钱半，炒枳壳二钱，甲珠钱半，柴胡一钱，葛根一钱，姜三片。

用法：连服二剂，即愈。

【审查意见】有活血搜风、疏络宣散之功，有风热者可用。

3. 风疹第三方

组成：蒺藜三钱，芥穗一钱，何首乌三钱，秦艽二钱，桑枝二钱，薄荷叶钱半。

用法：水煎温服。

【审查意见】有祛风燥湿之功。

4. 风疹第四方

组成：薄荷叶、香白芷、蝉蜕各等分。

用法：研细末，酒调服一钱至二钱。

【审查意见】此方内服，以酒调下，有清热散风之效，为治风疹之通行方。

（六）头生白屑

1. 头生白屑第一方

主治：头生白屑，瘙痒极甚。

组成：藁本五钱，白芷三钱，胡黄连三钱，桑叶五钱，蛇床子三钱，薄荷叶三钱。

用法：煎汤候用，先用肥皂角水，将头洗净，再以药水搽洗之。

【审查意见】此方有疏风、燥湿、止痒之功，风湿证瘙痒者可用。

（七）脱发

1. 脱发方

主治：头发无故稀落。

组成：青果五钱，诃子三钱，官桂一钱，山柰一钱，樟脑一钱。

用法：用香油二两，浸药三日，每日以手蘸油摩擦患处。

【审查意见】存待试。

(八) 秃疮

1. 秃疮第一方

组成：川椒一两。

用法：用酒浸，每日涂之自愈。

【审查意见】川椒有杀虫之功，秃疮为皮肤寄生虫病之一种，用之有效。

2. 秃疮第二方

组成：红药子三钱，官粉三钱，冰片一分。

用法：共研细面，香油调拌，三四次即愈。

【审查意见】可备用。

3. 秃疮第三方

主治：白秃头（即俗称腊梨头）。

组成：皂矾一钱（炒红），土楝树子三钱（炒），黄豆五钱（炒焦），川椒一钱（炒出汗）。

用法：共研细末，先用豆腐泔水洗患处，以柏油调此药面搽之。

【审查意见】有杀虫消毒收敛之功，可用。

4. 秃疮第四方

主治：肥疮。

组成：海螵蛸、白胶香、轻粉、雄黄各五钱。

用法：研末，先用清油润疮后，以药末掺之。

【审查意见】肥疮（秃疮别名）由脏腑不和，血热之毒上注而成，小儿多患之，当极盛时，宜内服清热解毒凉血和血之剂，俟毒气少解，可外用药涂之。此系古方，外涂可用。

5. 秃疮第五方

主治：小儿白秃。

治法：退猪水洗净患处去痂，再用刺角面麻油炸起去渣，搽患处，五七日即愈。

【审查意见】通行单方，可用。

6. 秃疮第六方

治法：先用淘米泔水洗净患处，再用石臼将破砂锅捣研细面，干敷患处即愈。

【审查意见】湿证有效。

7. 秃疮第七方

主治：秃疮，头生秃痂或满头或数块。

治法：轻粉五分，枯矾五分，灵药地一钱，共为细面。先用木鳖子五钱，入芝麻油半两，上火将木鳖煎枯，拣去木鳖不用，候油冷再将前三味加入油内，调涂即效。

【审查意见】有杀菌之功，可用。

8. 小儿秃疮第八方

组成：松皮、白胶香、大黄、雄黄、胡荽子各三钱，研末，猪脂拌匀敷之。

【审查意见】存待试。

9. 秃疮第九方

组成：何首乌三钱（生），半夏三钱（生），麻油二钱，蜂蜡四钱。

用法：何首乌和半夏研成细面，麻油上火熬煎，落火后，待温将蜡投于油内，再将何首乌半夏面倒在油内搅拌成膏。将膏涂在患处一层，待二三日将屑取去，并将头发剃去，用甘草水洗之，再用白酒洗之，再涂膏于患处，用白纸在下，净布在上包好，即可长发。

【审查意见】通行方，可用。

（九）头面顽疮

1. 头面顽疮方

主治：千层疮生于头面，屡发不已。

治法：鸡蛋数枚，熬去油，新鲜橄榄核十枚炙，研末和匀，以蛋油调和橄榄末，用鸭毛调敷，每日数次，半月有效。

【审查意见】古方可用。

（十）脱眉

1. 脱眉方

治法：侧柏叶去梗九蒸九晒，研末，蜜丸梧子大。每日早晚各服一钱，白水送下，外用菟丝子研末，麻油调搽。

【审查意见】有效与否，存待试。

（十一）羊胡疮

1. 羊胡疮方

治法：旧棉絮烧灰，麻油调搽立愈。

【审查意见】清热渗湿有效。

（十二）血风疮

1. 血风疮方

组成：炉甘石（黄连、黄芩、黄柏煎汤火煅，石淬汤中七八次，如有余汁煮干）三钱，象牙末二钱半（微炒），轻粉钱半，黄丹钱半，黄蜡五钱，滑石粉五钱，冰片五分。

用法：研末，和猪油调匀涂之，上覆油纸。

【审查意见】此方燥湿消毒有效，治血风疮可用。

（十三）雀斑

1. 雀斑方

治法：冬瓜子粉碎，另加桃花，以蜜炼之，每洗盥后，涂之奇效。

【审查意见】此方有润肤之功,治雀斑须持久用之,或可生效。

（十四）瘊子

1. 瘊子方

治法:用鸭胆子去皮捣成膏,敷于患上,不可使落,连敷数回自落。

【审查意见】存疑待试。

（十五）腋臭

1. 腋臭第一方

治法:地骨皮、蔷薇花、茉莉花各一两,薄荷叶、荆芥各五钱,滑石二两,牡蛎一两,各为末,醋少许拌匀,涂腋下夹紧,汗出另涂新药。

【审查意见】治腋臭漏汗,可资应用。

2. 腋臭第二方

治法:陈石灰、密陀僧、生龙骨各等分,研末醋和匀,涂布患处。

【审查意见】通行方,有燥湿制汗之效,可资试用。

（十六）皮肤小疖

主治:皮肤小疖,红赤肿痛。

治法:京墨一两,胡黄连二钱,熊胆三钱,麝香五分,儿茶二钱,冰片七分,牛黄三分,共研细粉,加猪胆汁一两,生姜汁五钱,大黄三钱（浸汁）,陈醋少许。混和调制锭,用时以凉水磨汁,愈浓愈好,用新毛笔蘸搽患处。

【审查意见】有消炎凉肤,去肿止痛之功,皮肤炎用之有效。又:单用生大黄三钱,冰片五分,共研末,陈醋调敷亦效。

(十七) 阴囊湿痒

1. 阴囊湿痒第一方

治法：麻黄根、石硫黄、滑石粉各等分，研末撒之。

【审查意见】有渗湿杀菌，清热止痒之效，可用。

2. 阴囊湿痒第二方

治法：鳖甲、蛇床子、白芷各等分，研末，以棉扑之或用麻油调搽。

【审查意见】风湿瘙痒可用。

七、花柳科

(一) 梅毒

1. 祖传飞龙水火仙丹

主治：杨梅结毒，误服轻粉，筋骨痛肿，下疳阴蚀，湿痰流注，气瘰，发背，喉舌溃烂，目鼻破损，臁疮，鱼口便毒。

组成：制粉霜、真阿胶各五钱，槐花三钱，当归尾、小丁香、白芷、雄黄、乳香（不去油）、没药（不去油）、朱砂各一钱，冰片三分，牛黄五分，制砒霜一分。

用法：加老米，打糊为丸，如黍米大，朱砂为衣，每日空心或食后服。初服四丸，十日后每日服五丸；二十日后，每日服七丸，再不必多。每用土茯苓四两，猪牙皂一条，煎汤送下，禁忌酒、醋、色欲、发物等。

【审查意见】此方内所用粉霜、雄黄、砒霜等含有水银及砒素，对本症虽能取效，但服过量或用之时久，有腐蚀肠壁之虞，用时慎之。

2. 大败毒散

主治：杨梅大疮。

组成：蜈蚣一条，斑蝥七个，全蝎七个，血竭花三钱，轻粉三钱，红粉三钱，青茶三钱，核桃肉三钱，大枣肉六钱。

用法：共研一处，做成药丸六个。每清早，白水送下两丸，三日服完，七日痊愈。禁忌醋、发物、生酒。

【审查意见】方内轻粉、红粉毒性最烈，宜减轻用量，或以土茯苓等代之亦佳。

3. 梅毒第三方

吸烟方：成文朱三钱，官粉三钱，松萝茶三钱，儿茶三钱，柳柴灰三钱。上五味研末，以铜器炒带黑色，用烟袋每早空心吃二钱，吃毕，游走两时许，不过十日，即可痊愈。宜戒酒及各样调料，三周为止，孕妇忌用。

汤药方：山豆根三钱，连翘三钱，泽泻二钱半，车前子二钱（另包），木通钱半，生甘草一钱，水三盅，煎一盅，温服。每日晚服此，早即用烟袋吸前方。

【审查意见】轻粉一味，往往内服中毒，发现筋骨疼痛，口齿肿烂等等症状，为害极烈。本方吸之，可藉肺脏直达血中，仍不能减轻中毒之虞。故先服清热、解毒、利水之剂，以为预防，尚属稳妥。

4. 杨梅速愈丸

主治：专治杨梅疮症。

组成：轻粉、白糖、干槐枝、人中白各三钱。

用法：共为细末，用黄酒为丸，共作三丸，三天服完，开水送下。服药后口中含柳枝，否则伤齿，忌一切发物年余。

【审查意见】轻粉减去三分之二，即只用一钱，分三日服完，较为妥当。

5. 梅毒第五方

组成：五倍子、地骨皮、小蓟、苦参、皮硝、甘草、葱头各等分。

用法：煎汤洗之。

【审查意见】此方有清热、解毒、活血之功，轻症可用。

6. 梅毒第六方

第一次，服九龙丸：儿茶、血竭花、乳香、广木香、巴豆霜各等分，炼蜜为丸，如梧子大。每服九丸，烧酒送下。

如大便不通时，再服九丸以通为度。

第二次，红粉五分，研末，枣肉为丸，开水送服。

第三次，朱砂一钱（水飞），冰片三分，麝香一分，共为细面。每服一分，卷成纸捻，蘸香油点着熏之，以疮干落痂为度。

制法：以药面一分，用纸卷成细捻，长二三寸，每日早晚各熏一根。

熏法：将药捻掺入香油中，然后取出，以火燃之（吹灭），令其烟熏入患者鼻中，但须一鼻孔吸，随吸随呼，且勿咽下。

第四次，服三黄丹（以解其毒），黄连、黄柏、大黄各等分，共为细面，每服二钱，重者每服三钱，每日一次，服至五六天。

【审查意见】均系古方，须按次用之，方可奏效。

7. 梅毒第七方

组成：真正明雄钱半，生杏仁三十粒（去皮尖），净轻粉一钱。

用法：共为极细面，用雄化胆汁调敷。

【审查意见】此方用轻粉外敷，不惟有效，亦较内服稳妥，可用。

8. 梅毒第八方

组成：轻粉三钱，槐花三钱，松萝茶三钱，生桃仁三钱，生杏仁三钱。

用法：共研细面，红枣肉共为七丸，每日一丸，早晨空心开水送下。

【审查意见】用轻粉驱梅，虽易收效，但毒性极烈，宜减少为妙。

9. 梅毒第九方

组成：真轻粉二钱，杏仁二十粒（去皮尖研霜），番木鳖三钱（火煅存性），孩儿茶三钱（火煅），胆矾三分，片脑一分。

用法：上共为极细末，用鹅胆或猪胆调敷，一日一换，不过七日痊愈，神效。

【审查意见】初期梅毒可资选用。

10. 梅毒第十方

主治：杨梅结毒，无论先天后天皆宜。

组成：白砒一两，精猪肉一两，红枣肉五钱。

用法：共捣如泥，外用黄泥固好，煅红，取出研细面，煎甘草水洗净疮面，点之，禁忌房事、饮酒。

【审查意见】可备用。

11. 梅毒第十一方

治法：雄鸡一只，干拔去毛，破腹去肠屎。将活大蛤蟆一只，纳鸡腹内，用线扎好。陈酒十斤，将鸡浸入，隔汤煮，俟肌肉尽化，密封待饮。每日饮酒数杯，不须十日，内蕴之毒尽外发，筋骨痛止。皮肤或溃烂，另用清热凉血生肌药研掺。忌吃发物、酒糟、五辛。

【审查意见】此方是否有效，存待试。

（二）淋浊

1. 淋浊第一方

主治：热淋急痛，小便赤涩，便时灼热。

组成：海金沙三钱，龙胆草二钱半，木通钱半，飞滑石三钱，生草梢钱半，车前子钱半。

用法：水煎，空心服。

【审查意见】通行方，有解热利水之效。

2. 珠珀滋阴淋浊丸

主治：肾阴已亏，肝火挟湿热下注膀胱，致小溲淋浊，或由花柳受毒，瘀精阻塞窍道，溺时刺痛，淋浊不止。

组成：黄柏粉一两，抱茯神五钱，琥珀粉四钱，猪脊髓六条，珍珠粉四分，龟板胶五钱，淮山药五钱。

用法：共研细末，打糊为丸，如桐子大，每日服一钱，空心淡盐汤送下。

【审查意见】此方有滋阴利水止痛之功效，久病虚弱者，用之相宜。

3. 琥珀分清泄浊丸

主治：肝经湿火淋浊，管痛，小溲不利，并治下疳湿烂，火甚者，每日服三钱。开水送下，服后一时许，小溲如金黄色，服三日即可浊灭火清矣。

组成：生大黄一两（切片晒干），西琥珀（镑同灯心）研一钱。

用法：共研匀，用鸡蛋白三枚，捣丸如桐子大。

【审查意见】有清热利水之效，可用。

4. 淋浊第四方

主治：砂淋涩痛如刀割。

组成：浮石末二钱，细木通二钱，生草梢钱半。

用法：水煎服。

【审查意见】有清热利尿止痛之功，轻症有效。

5. 淋浊第五方

主治：赤浊，尿管疼如刀割，排尿难者。

组成：杜牛膝汁三钱（冲），归尾、赤芍、木通各钱半，朱砂一分，鲜车前汁三钱（冲），六一散五钱（包煎），酒军一钱，草梢钱半。

用法：用水二盅半，煎至一盅，临服牛膝、车前二味冲入，空心下。

【审查意见】本方有活血利水止痛之效，实症可用。

6. 淋症必愈丸

主治：一切淋症，吊白等症。

组成：蜈蚣一条，全虫一个，大枣三个，核桃二个，女人血余一团，白果一个，白纸一张。

用法：将药炒焦存性，共为细面，蜜丸，如桐子大。分三日用完，每晚空心服，黄酒为引。

【审查意见】有解毒收涩散寒之功，对于花柳性淋症，无热者，虽可用，惟性毒猛烈之品，以慎用为是。

7. 淋浊第七方

组成：葡萄汁、生藕汁、生地汁、车前汁各等分。

用法：白蜜调匀，每服五钱，温水下。

【审查意见】甘寒清热，兼能利尿，炎症性淋症可用。

8. 淋浊第八方

治法：初伏麻芽菜一全苗，至种子成熟后，完全采取，焙干，用白糖四两，开水冲服，一次服尽，忌生冷。

【审查意见】此系民间验方，对证可用。

9. 淋浊第九方

组成：白地椒一钱，车前子二钱半，木通二钱，茯苓三钱，竹叶三钱，灯心一撮。

用法：引用扁竹五分，水煎服。

【审查意见】通行方，可资应用。

10. 淋浊第十方

治法：益元散五钱，朴硝二钱半，上药研细和匀，另包，再用家麻根五钱煎汤，以家麻汤将药面冲，一次送服。轻者一服，重者再服，禁忌酒、荤、辛。

【审查意见】无菌性淋症用之有效。

11. 淋浊第十一方

主治：阴虚白浊日久不愈。

组成：黄柏二钱，牛膝二钱，麦冬二钱，生地三钱，车前子钱半，枸杞子三钱，川草薢钱半，云茯苓三钱，生草一钱。

　　用法：煎服。

　　【审查意见】此方有滋阴利水止痛之效，可资应用。

12. 淋浊第十二方

　　主治：色欲过度，精浊白浊，并治妇人虚寒淋带，崩漏等症。

　　组成：生龙骨、生牡蛎、生菟丝粉、生韭菜子粉各五钱。

　　用法：上药四味共研末，冷水调药为丸，每服一钱，临卧送下，清晨服亦可。

　　【审查意见】男子房劳过度，小便频数，虚寒滑精有效。

13. 淋浊第十三方

　　主治：白浊。

　　组成：焦白术三钱，山药一两（炒），党参一两，苍术二钱（炒），白芍三钱（炒），陈皮一钱，车前子三钱（炒），柴胡八分，生草一钱，生芪二钱。

　　用法：水三盅，煎一盅，温服。

　　【审查意见】有气虚受寒湿而来者，此方可用。

14. 淋浊第十四方

　　主治：梦遗白浊。

　　治法：半夏一两，洗十次切破，以猪苓二两同炒黄，出火毒去猪苓，加牡蛎两（炒），共捣细，以山药糊捣丸，如梧子大。每日以茯苓汤送服三十丸。

　　【审查意见】此方有渗湿收涩、利水之效，可备应用。

15. 淋浊第十五方

　　治法：老家雀一个，黄土泥包之，煅存性，去泥加炒大黄一钱，合一处研末，老酒冲服。病久太重者，用家雀二个，炒大黄二钱。

【审查意见】麻雀按方书载其能缩小便，治血崩带下，此方合大黄以治淋症，补中兼泻，以虚弱患者为宜。

16. 除淋汤

主治：淋症。

组成：牛膝一两，乳香一钱，土茯苓三钱。

用法：水煎服，空心下。

【审查意见】此方对花柳性者可用，宜加泽泻、草梢等利水之品，奏效方捷。

17. 淋浊第十七方

主治：急慢性淋症。

组成：土茯苓四钱，车前子三钱，金银花二钱，赤茯苓三钱，淡竹叶十片，生草梢一钱。

用法：上各味以水五大碗，煎至三大碗，一日三回服用，每次服一大碗。

【审查意见】急性淋症可用，慢性无效。

（三）下疳

1. 下疳解毒汤

主治：下疳阴头肿疼之症。

组成：连翘三钱，黄连钱半，黄柏钱半，防风三钱，茅术二钱，知母三钱，生白芍三钱，胆草二钱，木通钱半，荆芥钱半，地肤子三钱，草梢三钱，鲜姜三片。

用法：水煎服，连服三剂痊愈，禁忌一切发物。

【审查意见】通行方，有清热、败毒、燥湿、祛风之效，因于风湿者可用。对于花柳性下疳，其效不确。

2. 七宝散

组成：海蛤粉一钱，轻粉一钱，朱砂一钱，象皮一钱，象牙一钱（炒黄），冰片一钱，珍珠一钱。

用法：共研细末，先以甘草汤水洗净患处，搽药极效。

【审查意见】通行方，有拔毒、止痛、生肌之功。已溃者用之有效。

3. 下疳第三方

主治：前阴疳疮。

组成：鳖头烧灰，孵鸡蛋壳，土墙雾，白螺壳，西牛黄，合官方银粉少许。

用法：研末敷之。

【审查意见】清热解毒，燥湿收口有效。

4. 下疳第四方

组成：真轻粉三钱，珍珠粉三分，官粉钱半，煅石膏钱半，真铜绿钱半，上元寸三厘。

用法：共研细面，敷患处，一日敷三次。

【审查意见】此亦驱疳之通行方，可资选用。但在治疗期间，须以土茯苓、金银花、甘草之类长服，庶内外兼清，以防后发之患。

（四）横痃

1. 秘传九龙丹

主治：横痃，阴疳，梅毒，火疳。

组成：广木香三分，乳香三分，没药三分，巴霜三分，血竭三分，儿茶三分，蜈蚣三分，甲珠三分，寒水石三分。

用法：共研细末，炼蜜为丸，绿豆大，每服五十丸，病重者两服即效。

【审查意见】此方系外科正宗九龙丹加味，对于横痃初起，尚未成脓者用之有效。

2. 横痃第二方

主治：鱼口便毒。

组成：皂刺一钱，连翘壳五钱，银花五钱，甘草梢三钱，黑豆一盅作引。

用法：水煎服。

【审查意见】通行方，有消毒之功，体质虚弱者忌服。

3. 横痃第三方

主治：便毒恶疮。

组成：土茯苓五钱，连翘壳三钱，金银花二钱（轻炒），香附二钱，桃仁泥三钱，大生地二钱，当归二钱，川芎二钱，广皮钱半，吴茱萸钱半，钩藤三钱，滑石三钱，泽泻钱半，车前钱半，皂刺三钱。

用法：服二付痛不止者，加五灵脂三钱，醋炒没药三钱，去油，白茅根引水煎，空心服。

【审查意见】有败毒、活血、利水之功，可用。

八、耳鼻咽喉科

(一) 耳病

1. 耳痛

(1) 耳痛方

主治：耳内疼痛症。

治法：蚯蚓数条，白砂糖适宜，将蚯蚓放于瓶内，再放冷水及白糖，搁三二日，蚯蚓即化为水，滴于耳内，滴三二次即好。如重症，可滴六七次。

【审查意见】此方以蚯蚓清泻湿热，白糖缓解疼痛，轻症用之有效。

2. 耳聋

(1) 耳聋第一方

主治：小儿耳聋。

治法：地龙三枚，盐少许，同入青葱管内，化水滴耳中，三五日效。

【审查意见】此系古方可用。

(2) 耳聋第二方

主治：肾虚耳聋。

治法：活磁石三钱（绵包），石菖蒲五钱，猪肾一具，煎汤如粥，分三次服，连进三五服，即愈。

【审查意见】此系《养老书》方加菖蒲。磁石含有电气，故能吸引传导，且有补肾纳气之功，菖蒲为通窍要药，猪肾通肾有效，以三者合用，对于老年肾虚，浮阳不潜，壅闭耳窍者，必能奏效也。

3. 脓耳

（1）脓耳第一方

主治：小儿耳中流出脓水。

治法：安息香灰二分，冰片三分，将耳中脓水，先用棉花卷干，再以上二味调匀灌入，一日二次，三数日即愈。

【审查意见】有吸收毒汁之效，可备外用。

（2）乌贼散

主治：大人小儿耳内脓水。

组成：乌贼骨一钱，枯矾一钱，麝香二分，山东干胭脂五分。

用法：共为末，吹耳内即愈。

【审查意见】有解毒吸收通窍之效，可用。

（3）脓耳第三方

主治：耳内流脓血。

组成：轻粉一钱，麝香二分，枯矾一钱，干胭脂八分。

用法：共研极细末，瓷瓶收贮，勿令泄气，用细末掺之。

【审查意见】通行方有效。

（4）脓耳第四方

主治：耳内流脓。

组成：枯矾一钱，煅龙骨一钱，煅牡蛎一钱，生黄柏二钱。

用法：共为细末，先用棉花，拭净脓血，再为吹药。

【审查意见】先排除脓汁后，吹入药粉，但必须标本兼顾，始可有效，此仅可备外治耳。

4. 耳外流水

（1）耳外流水方

主治：小儿耳轮前后连引流水，久久不愈者。

治法：蛇床子一两，轻粉三钱，共为细末，以麻油调搽。脑火盛者，以白螺壳研细，和冰片搽之。

【审查意见】此方有除湿、止痒、解毒之功，可用。

（二）鼻病

1. 鼻痔

（1）鼻痔第一方

主治：鼻中息肉初起者。

组成：丁香一钱，麝香三分，乳香二钱，没药二钱，马齿苋二钱，瓦松二钱，硼砂三钱。

用法：以上共研细末调匀，贮瓶备用，以绵裹少许药末塞患处。每日换药三次，连塞七天即效，以塞愈为止。

【审查意见】有消炎及透达气道之功，可备外用。

（2）鼻痔第二方

主治：鼻痔。

治法：白矾末、硼砂末各一钱，加麝香少许，吹于痔上，常吹即愈。

【审查意见】有解毒、防腐、通窍之功，鼻中息肉破烂者，用之有效。

（3）硇砂散

主治：鼻生息肉，由于湿热者。

治法：硇砂五分，白矾二钱（煅），共为末，每用少许，点患处即消。

【审查意见】此方腐蚀之功甚大，确有消破息肉之效，但难免发生疼痛之苦。

2. 鼻渊

（1）鼻渊第一方

主治：鼻中生肉塞，脑痛及鼻内流臭涕。

治法：桑白皮三钱，赤小豆三钱，水煎代茶饮。苦丁香四分之三（甜瓜蒂），冰片四分之一，共为细面，代鼻烟嗅之。轻者连服七八日，重者连服二十余日。

【审查意见】上列二方，内服者，有清热、利湿、解毒之功，外用者，有消炎之效。鼻渊症以之内外兼顾，必能获相当之效果也。

（2）鼻渊第二方

主治：脑府不清，鼻流浊涕，源源而下。

组成：辛夷二钱，当归三钱，黑栀子三钱，柴胡一钱，贝母一钱，玄参一两。

用法：清水煎服，二剂涕减，三剂痊愈。

【审查意见】此方有清泻湿热，疏散头风，兴奋嗅觉之效，可备用。但当归无应用之必要，可去之，另加菖蒲、甘菊、酒芩等品方妥。

（3）鼻渊第三方

组成：条沙参三钱，炮甲珠一钱，粉丹皮钱半，花粉三钱，银花三钱，木通钱半，制乳没各一钱，炒山栀钱半，生草节一钱，桔梗钱半，白芷钱半，炒白芍三钱，辛夷一钱，全当归三钱，浙贝二钱。

用法：水一碗半煎，二三沸，临卧时服。

【审查意见】有清热利湿、疏散头风之效，可用。

（4）鼻渊第四方

组成：白芷三钱，防风三钱，荆芥三钱，细辛二钱，辛夷二钱，桃仁三钱，川红花二钱，生石膏五钱，僵蚕三钱。

用法：煎汤，熏洗。

【审查意见】有疏散清泻、行血通窍之功，外洗有效。

3. 鼻漏

（1）鼻漏方

主治：鼻烂。

组成：黄连一钱，银花三钱，黄芩钱半，生石膏四钱，白芷钱半，黄柏钱半，细辛三分，大黄一钱，元明粉五分（冲）。

用法：水煎服，二剂效。

【审查意见】实热者可用，然只图内服，不若于局部撒以消炎、解毒、防腐、生肌之药，方能收得全效。

4. 酒渣鼻

（1）酒渣鼻方

主治：酒渣鼻赤疱。

组成：密陀僧五钱，雄黄五钱，香白芷三钱。

用法：研末，蜡油调搽之。

【审查意见】有解毒防腐之功，可用。

5. 鼻衄

（1）清血饮

组成：茅根四钱，丹皮二钱，生地三钱，焦栀二钱，酒芩钱半、郁金钱半，茜草钱半，丹参二钱，川牛膝钱半。

用法：上药入水，煎成后，另注入一器，于食后温服。

【审查意见】有凉血止血之功。由热血上溢鼻腔，血管破裂出血者，可用。

（2）二仙汤

主治：衄血症。

治法：人乳、童便（男子的）各一杯，以上二味，和合一处，温服。如此服七八次，定能止衄，永不再发。

【审查意见】此方有滋阴降火、止血消瘀之功。虚热者可用。

（3）鼻衄第三方

主治：鼻衄出血不止。

组成：生柏叶、生莲叶、生白芍、生地各三钱，汉三七钱半。

用法：水煎服，男加苍耳子三钱，女照原方服之。

【审查意见】此系加味四生汤，对于阳盛阴虚，血热妄行之吐血或衄血者，可用。

(三) 咽喉病

1. 咽痛

(1) 清咽降火汤

主治：咽喉肿痛及喉蛾赤喉痧。

组成：连翘二钱，栀子二钱，桔梗二钱，银花三钱，黄芩二钱，元参二钱，牛子二钱，知母二钱，山豆根二钱，川军钱半，薄荷叶钱半，生草一钱，芒硝一钱。

用法：水煎服。

【审查意见】有消炎解毒、清喉通便之效，实热证可用。

(2) 咽痛第二方

主治：头痛呕吐，喉痛有痰，身发寒热者。

组成：防风钱半，苏叶钱半，酒芩钱半，生赭石三钱，白芷一钱，浙贝钱半，焦三仙三钱，赤苓三钱，生草一钱，桔梗钱半，射干三钱，薄荷叶钱半。

用法：水一碗，煎一沸，空心服之。

【审查意见】兼表证者可用。

(3) 清喉定痛散

组成：薄荷叶钱半，防风三钱，半夏一钱，桔梗二钱，牛蒡钱半，甘草一钱。

用法：水煎，食后服。

【审查意见】有表证者可用。

(4) 咽痛第四方

主治：咽喉痛，咽干，口焦，津液缺乏。

治法：薄荷霜少许，放茶碗内，以开水冲之，随用箸搅三四下，使病人张口覆碗上，以口吸气，则顿觉清凉异常。以药气淡薄后，复将碗中之水含于口内，仰首向后约一刻钟，每钟一次。用此药后，津液充足，喉病菌可完全杀死，虽病重，三日见效。

【审查意见】薄荷霜为清凉药，以之外用，有消炎止痛及刺激舌下腺，增加分泌液之功。喉痛咽干症轻微者有效。

(5) 咽痛第五方

主治：发热咽疼且肿，饭食不便，甚至水浆不能入口。

组成：西瓜霜二钱，辰砂五分，人中白一钱，上冰片五分，人指甲五分，雄黄五分，青果核一钱，净青黛五分。

用法：共研细末，吹入喉内，立吐涎沫，肿渐消。每过十分钟，吹一次，连吹三日，自可痊愈。

【审查意见】治喉症专方，有消炎解毒、清喉止痛之效，可资外用。

(6) 咽痛第六方

主治：一切喉症。

治法：白矾五钱，牙皂三钱，青茶七钱，共为细末，每服八分，温开水送下。

【审查意见】此方意在涌吐，痰壅喉闭者有效。若系咽喉肿痛者，宜用清火消炎专剂，此方不适用也。

(7) 败毒丹

主治：咽喉红肿或喉蛾。

治法：皮硝五钱，硼砂一两，黄连五钱，前三味共为细末，装入牛胆内，扎口悬于阴处，不见日，不靠墙，久之胆外有霜，用鸡羽扫下，收贮听用。每用时，以少许吹入喉内即妥。

【审查意见】此方消炎解毒之功颇著，制法亦佳，用治咽喉肿痛，必能取效。

(8) 咽痛第八方

主治：咽喉肿痛。

治法：白矾、银朱各少许，共为细末，吹入喉中，即效。

【审查意见】治咽喉肿疼之通剂，可用。

2. 扁桃腺炎

(1) 扁桃腺炎第一方

主治：双单喉蛾。

治法：用白凤仙花子数粒，焙干研末，吹上立消。

【审查意见】此系民间验方，可备试用。

(2) 乳蛾麝香锭

主治：喉痹双单乳蛾等症。

组成：麝香一钱，梅片一钱，蟾酥八分，巴霜五分，鲜薄荷一钱，山豆根一钱，西月石三钱，射干五分，牛黄五分，明雄黄一钱。

用法：先将诸药共为细面，用时将小枣一个去核（切记去核时皮外勿损），将药面塞枣内（每枣一个用药五厘），然后塞入鼻孔。蛾在左塞左孔，蛾在右塞右孔，如双蛾可更换塞之，如有脓，即用甘草、银花各一钱，煎汤漱之，轻者一锭愈，重者两锭必愈。

【审查意见】此方消炎解毒、清喉逐痰、通窍祛腐之功。但塞鼻用之，使其间达咽喉，方意甚佳。

(3) 赤龙斩蛾丹

主治：单双乳蛾喉痹咽喉肿痛，水浆不下及一切喉症。

组成：龙脑五分，明雄黄二钱，胆矾二钱，黄连一钱，山豆根三钱，台麝香二分，生草二钱，硼砂二钱，桔梗二钱，青黛钱半，朱砂一钱，射干三钱，僵蚕二钱，牙皂一钱。

八、耳鼻咽喉科

用法：先将诸药研细末，再入麝香，共研极细，以米糊为丸，如绿豆大，朱砂为衣，用时将丸于口内嚼化，徐徐咽下，每服五六丸。

【审查意见】通行方，有清喉、消肿、解毒、止痛、通窍之效，可用。

3. 喉疹

（1）喉疹方

组成：生甘草一分，净硼砂三分，真梅片一分，制僵蚕二分，明雄精一分，薄荷一分，马勃一分，人中白三分，川雅连一分。

用法：上药研细末，无声为度，如喉间碎腐，加上濂珠一分，上犀黄一分，时时吹之，二三日即好。

【审查意见】有清热消炎、解毒祛腐、止痛生肌之效，可备用。

4. 喉痹

（1）喉痹方

主治：喉风喉痹。

组成：胆矾、明矾各三钱，明雄二钱，僵蚕三钱。

用法：研末，每以少许吹之，立吐痰涎。

【审查意见】此乃催吐剂，痰涎壅盛、喉窍闭塞者，用之有效。

九、口齿科

（一）口腔病

1. 口疮

（1）口疮第一方

主治：口舌诸疮。

组成：薄荷叶钱半，黄柏一钱，月石一钱，梅片五分。

用法：上药为细末，干搽患处，约片时，唾出。

【审查意见】有清凉消炎之效，可用。

（2）口疮第二方

组成：黄柏不拘多少（炙炕干）。

用法：捣细末，搽口内。

【审查意见】轻症之口疮可用。

（3）口疮第三方

组成：生黄柏八分，黄连五分，儿茶一分。

用法：为末涂之。

【审查意见】有清热、解毒、收湿之功，可用。

2. 口臭

（1）口臭方

主治：口臭。

治法：儿茶一两，桂花、硼砂、薄荷叶各五钱，甘草煎膏作丸，入口含化，自愈。

【审查意见】清凉、消毒、防腐，可用。

3. 舌病

（1）舌病第一方

主治：舌强不语。

治法：龟尿少许，点舌神效。取龟尿法，将龟置于新荷叶上，以猪鬃刺龟鼻其尿立出。

【审查意见】此系古方，效否待试。

（2）舌病第二方

主治：舌上生疮。

治法：桑白皮汁五钱，枯矾五钱（研末），陈醋五钱，混和一处，以鸡毛蘸之，拭舌上。

【审查意见】有清热、解毒、收敛、消肿之功，可用。

（3）舌病第三方

主治：舌部咬伤。

治法：白糖半匙至数匙（因糖与涎旋即溶化流于他处，故重者有用数匙）敷之。

【审查意见】存备试用。

（4）舌病第四方

主治：木舌，满口肿胀。

组成：玄参三钱，犀角二钱，桔梗钱半，川军一钱，甘草五分。

用法：水煎服。

【审查意见】此方有清热解毒之功，可用。

（5）舌病第五方

主治：舌尖出血。

治法：以生蒲黄末搽舌上，然后以生黄连一钱，连翘三钱，灯心三十根，水煎服之。

【审查意见】蒲黄功专止血，黄连、连翘、灯心均为清热之品，合而用之，其效甚佳。

4. 齿痛

（1）齿痛第一方（徐子澄先生传）

主治：专治一切齿痛，无不神效。

组成：熟地、细辛、煅石膏各五钱。

用法：水煎服，以愈为度。

【审查意见】此方有麻醉牙床神经及清火之效，惟性猛，体虚者慎用。据传方人称，确系百试百效之秘方云。

(2) 齿痛第二方

主治：肝火牙疼。

组成：生代赭石二钱，牛膝二钱，生白芍三钱，知母钱半，生石膏三钱，生牡蛎三钱，木通钱半，生草一钱。大便不通加大黄二钱，芒硝钱半（冲）。

用法：水煎，空心微温服。

【审查意见】此方宜再加桔梗、薄荷、丹皮等品，则奏效更捷。

(3) 齿病第三方

主治：风火牙疼。

组成：生军二钱，生石膏四钱，细辛五分。

用法：水煎，分盛两器，一半含漱，一半内服。

【审查意见】泻火止痛有效，可用。

(4) 齿痛第四方

主治：胃火牙痛。

组成：生石膏、生地各三钱，桔梗钱半，川连一钱，丹皮、当归各钱半。

用法：水煎服。

【审查意见】患者若口渴发热，大便溏臭或兼小便赤者，石膏宜加重用之，方能有效。

(5) 齿痛第五方

主治：风火牙痛。

治法：潮脑、细辛、薄荷、川乌、草乌、白芷各一钱，装在碗内，用白水拌匀，上蒙草纸一张，碗上再覆一碗，两碗缝上用纸糊好，围火烤之，俟有药味，将碗打开，草纸上必挂白霜，将霜取下，牙疼处敷上即愈。

【审查意见】此方有散风通窍、清热镇痛之功，对风热牙痛有效，可备用。

（6）齿痛第六方

主治：虫吃牙痛。

组成：真川椒、明雄黄、蟾酥、荜茇、麝香各等分。

用法：共为细末，用蒸枣肉为丸，如萝卜子大，装瓶备用。每患一牙用一丸，塞于烂孔之内。

【审查意见】此方虽能止痛，然只能收一时之效，为谋永久安全计，宜填补虫孔或拔去患齿为妥。

（7）荞雄止痛散

组成：荞麦粉五钱，雄黄二钱。

用法：共研细面，用时要好酒调之，搽于外（即面颊处）。

【审查意见】轻度牙痛可用。

（8）齿痛第八方

主治：一切虫食牙痛。

治法：马应眼一块，嚼患处，头倾下流涎，其痛立止。

【审查意见】马应眼疑即马夜眼之讹。马夜眼生马膝上，古籍称有止龋齿痛之功，是否确效，尚待试验。

（9）齿痛第九方

主治：风火牙痛。

组成：蛐蟮（即湿生虫）、巴豆、胡椒各一枚。

用法：共合一处，捣烂丸，如绿豆大，临用捏为片，贴患处，棉花包裹。

【审查意见】有麻醉作用，止痛腐蚀有效。

(10) 齿痛第十方

治法：佛香灰、水烟袋灰，不拘多少，酒四两，上三味，共混一处，将酒燃着俟熟，含口内，停数分钟，即吐出，如此数次即愈。

【审查意见】可备用。

(11) 齿痛第十一方

主治：虫牙疼痛。

治法：用猪小肠二寸，翻出里面，冷水洗净，用刀将肠上之油腻刮下，放在虫牙之上，虫即出矣，虫尽自止，永不再犯。其虫放于水盆内，还自动之。

【审查意见】通行单方，可备用。

(12) 齿痛第十二方

组成：熊胆三钱，片脑五分。

用法：上药以猪胆汁和匀搽之。

【审查意见】此方有清凉止痛之效，可用。

(13) 齿痛第十三方

主治：风火牙疼。

组成：鸡蛋一颗，榆皮面一两。

用法：将鸡蛋打破，与榆皮面调匀涂之。

【审查意见】有拔除火毒之功，可用。

(14) 齿痛第十四方

主治：虫牙痛。

治法：用雄黄、蟾酥、花椒、麝香、薄荷等分为末，以枣肉捣成膏，丸如黍米大，塞一粒于痛处。

【审查意见】通行方，可用。

(15) 齿痛第十五方

组成：雄黄、元明粉、潮脑、硼砂各二钱，荜茇、川乌各一钱。

用法：上药共研极细末，擦之。

【审查意见】有止痛防腐之效。

（16）齿痛第十六方

主治：风火牙痛。

治法：粗碗一个，入潮脑二两，于碗底内上加苏薄荷五钱，以水将薄荷叶润透，然后用细辛、川椒、甘松、大黄、白芷各三钱，盖潮脑上，以绵纸糊口，放炭火上，煅二炷香，开看纸上升的潮脑，每用少许擦之。

【审查意见】有清凉止痛之效，可用。

（17）齿痛第十七方

主治：风火牙痛，红肿而热或口气臭秽者。

组成：元明粉三钱，大梅片一钱，硼砂三钱，飞朱砂一钱，飞青黛钱半，上儿茶钱半，苏薄荷一钱，荆芥穗一钱，北细辛一钱，麝香一钱，白芷一钱，生石膏三钱。

用法：上共研极细末，瓷瓶收贮，塞紧勿泄。用时蘸少许擦之，流去热涎，孕妇忌之。

【审查意见】通行方，可用。

（18）细辛散

组成：荜茇一钱，川椒一钱，薄荷钱半，细辛钱半，樟脑钱半，青盐三钱。

用法：上为极细末，擦牙，流出热涎自愈。

【审查意见】有麻痹神经镇痛之效，龋齿痛可用，牙龈肿胀者忌之。

（19）齿痛第十九方

组成：细辛八分，薄荷叶一钱。

用法：共为细末，擦患处。

【审查意见】通行方，轻症可用。

5. 牙疳

(1) 牙疳第一方

主治：牙疳腐烂。

组成：人中白二钱（煅），黄连钱半，冰片一钱，酒军钱半，硼砂钱半，山豆根一钱，滴乳香钱半，生草一钱。

用法：上药共为细末，收贮瓶内。用时先将腐烂疮痂挫破见血，搽药于上，即愈。

【审查意见】有解毒清热防腐之效，可用。

(2) 牙疳第二方

主治：口舌牙龈腐烂、疼痛，及走马牙疳，烂喉诸症。

组成：人中白一两（煅过），孩儿茶四钱，青黛三钱（水飞），苏薄荷二钱（去梗），黄柏钱半（炒），明雄黄一钱，大梅片钱半，青果核三钱（炕），硼砂三钱，制铜绿六分，枯白矾八分，鸡内金二钱（洗净）。

用法：共为极细末，预制磁罐收贮，塞极紧。临用时，先用温水漱净口中涎秽，再蘸少许搽烂处，含片刻，吐出毒涎，逾时又搽。如火重者，口臭而干苦，大便闭结，小便短赤，烦躁不寐等症，或吞沉瀣丹，或用芦荟消疳饮，如咽喉及龈腐烂不堪，再加真牛黄二三分，真麝香一二分，大珍珠粉三五分，研细，水飞和匀，敷之有效。

【审查意见】古方，有效。

(3) 牙疳第三方

组成：牛黄一钱，冰片一钱，朱砂一钱，西月石三钱，火硝二钱，明雄黄二钱，青黛三钱，黄连三钱，黄柏三钱。

用法：上药将牛黄、冰片分一处研，将其余七味作一处研，皆研至极细无声，混合研匀，储瓶备用，吹搽患处。

【审查意见】有消炎制腐之功，可用。

(4) 牙疳第四方

主治：走马牙疳。

组成：青黛一钱，黄柏一钱，枯矾一钱，五倍子一钱，人中白三钱，冰片一钱。

用法：共为细末，搽患处。

【审查意见】通行方，有效。

(5) 牙疳第五方

组成：绿矾一钱（炒红），生石膏三钱，儿茶一钱，硼砂三钱，人中白二钱，人中黄二钱，冰片二钱。

用法：共研细末，以甘草汤浸绢帕拭去腐血，然后用新毛笔蘸药撒之。

【审查意见】本方清热解毒，治走马牙疳，可备应用。

(6) 牙疳第六方

组成：大黄三钱，绿豆粉二钱，丁香十粒。

用法：各研细末，共和匀，以开水调涂两足心。

【审查意见】用法颇奇，有效与否，存待试用。

(7) 牙疳第七方

治法：青黛一钱，西牛黄五分，煅人中白一钱，冰片五分，大珍珠五分，回龙骨一钱（煅），甘草五分。红枣七枚（去核），每个内入明雄黄少许，煅灰，共研细末，瓷瓶收贮听用，搽敷患处。如痧痘后之走马牙疳，则先用靛叶煎水漱口，然后再用此搽敷。

【审查意见】牙疳已腐烂者用之有效。

十、眼科

(一) 眼赤痛

1. 眼赤痛第一方

主治：眼赤红肿疼痛。

（内服）生地五钱，酒生军四钱，白菊花三钱，龙胆草三钱，生甘草钱半，灯心薄荷少许，水煎服。

（外洗）川黄连五分，蕤仁子五分，芒硝五分，水煎好，微温，临卧时用棉花洗数次。

【审查意见】此方有清凉消炎之功，普通热性眼疾可用。至外用之方，临卧时洗之，亦有活血消炎之效，内清肝火，外消火毒，诚两全之法也。

2. 眼赤痛第二方

主治：目赤云翳，迎风流泪。

组成：谷精草、白菊花、绿豆皮、蝉蜕、木贼草各等分。

用法：水煎，入蜜少许，冲服。

【审查意见】有收涩凉血、清热消炎之功，可用。

3. 眼赤痛第三方

主治：眼睑及结膜赤肿疼痛。

组成：人乳二酒杯，古文钱三枚，川黄连二钱，生姜少许，南薄荷叶五分，槐条三钱。

用法：先以人乳磨古文铜钱于铜器中，令发色，再以冷开水浸黄连、生姜、薄荷叶一时许（水不宜多），后将两者合入细瓷杯中，蒸之约一时许，取出露一宿，点于眼结膜囊内，病涂眼睑上。但点入之先，须将渣滓滤尽，日点数次，点时仰面卧，点后闭目。

【审查意见】此乃《圣惠》方，有清热消炎、明目收泪、润燥之效，眼睑炎、结膜炎宜之。

4. 眼赤痛第四方

主治：眼角红肿疼痛。

组成：荆芥一钱半，蔓荆子一钱半，赤芍一钱半，川芎一钱半，防风一钱半，车前子二钱，蝉蜕六分（去翅足），菊花二钱，生地三钱，青葙子一钱半，甘草八分，黄芩一钱半（酒炒），木通八分，淡竹叶几片。

用法：水煎服。

【审查意见】有清热散风、消炎止痛之效。

5. 眼赤痛第五方

主治：目赤肿痛，迎风流泪。

组成：龙脑、黄连、炉甘石各等分。

用法：研极细末，和匀，贮瓶，以龙井茶水点两眼角。

【审查意见】有杀菌、消炎、清热之功，可用。

6. 眼赤痛第六方

主治：风热眼痛赤肿。

组成：密蒙花三钱，黄连五分，赤芍一钱半，防风一钱，薄荷叶八分，甘菊花三钱，胆草一钱，通草八分，霜桑叶一钱半，生草五分。

用法：水煎，空心温服。

【审查意见】功专明目搜风，清热消炎，泻肝解毒，用之有效。

7. 三七丹

主治：眼肿不开。

治法：真广三七一枚，用井水少许，磨汁涂眼眶，一宿即开。

【审查意见】广三七有消肿定痛之功,点眼肿有效。

8. 目赤痛第八方

组成:川黄柏、当归、朴硝各一钱,明矾三分,杏仁七粒(研泥),郁李仁四十九粒(去壳研烂),铜青三分。

用法:水煎,再加人乳一酒盅,先熏后洗数次可愈。

【审查意见】有减轻充血、消退炎症之效。

9. 眼赤痛第九方

组成:台麝二厘五毫,梅片二厘五毫,川黄连五分,明雄黄五分,朱砂五分,炉甘石五分,硇砂二厘五毫。

用法:共为细面,瓷瓶收贮,勿令通气。

【审查意见】风火眼痛生翳者用之有效。

10. 眼赤痛第十方

主治:眼皮赤烂肿痛。

组成:炉甘石一钱(煅),云胆矾二钱,川黄连七分,经霜桑叶七片。

用法:水煎,临卧洗之,日二三次。

【审查意见】此消炎、清热、散风之方。胆矾西名硫酸铜,有收敛功用,能减少分泌,消退炎症,及收缩血管,用于结膜脓漏症及结膜炎均效。

11. 眼赤痛第十一方

治法:川连一钱,冰片五分,将川连与冰片,放在白水内,浸三四小时,用净棉花滴眼内。

【审查意见】有消炎止痛之功,可用。

12. 眼赤痛第十二方

治法:白菊花二钱,黄连五分,用水熬,服洗均可。

【审查意见】清热凉血有效。

13. 眼赤痛第十三方

组成:川连一钱,荆芥五分,川椒七粒,明矾三分,生姜一片。

用法：水煎热，日熏七次，一日一换。

【审查意见】有活血散风之效。

（二）胬肉

主治：眼中胬肉。

治法：蛇蜕一条，以麻油炒黄色，勿使焦黑，加绿豆三合炒，以水一碗，砂糖一碗，煎七分，食远服。

【审查意见】此方有祛风退热之功，病轻微者可用。病重者，须用行瘀活血之剂，方可。

（三）眼翳

1. 眼翳第一方

主治：痘疹，云翳，星障及风火眼痛。

组成：明雄五钱，月石五钱，紫蔻三钱，青盐三钱，火硝三钱，朴硝三钱，潮脑三钱。

用法：以上七味，共研极细末，用磁罐一个，将药末收入，盖合封口，以谷糠火周住烧三炷香，取出令冷。盖上升上之药，色白如云（黑者不用）取下，加入梅片一钱，研细收贮，勿令走气，以备点眼之用。

【审查意见】此方有腐蚀消炎之功，对于小儿痘后生云翳者，尚可用之。

2. 光明止痛散

主治：眼球血丝，瘀肉，星翳，白皮。

组成：制没药三钱，血竭三钱，川军三钱，蒺藜三钱，石决明三钱，朴硝二钱，赤芍二钱，花粉三钱，牛蒡子二钱，白芷钱半，丹皮钱半。

用法：水煎服。

【审查意见】此方能消肿散瘀，治眼翳非可以图速效。

3. 眼翳第三方

组成：黄占五钱，香油二匙、蛇蜕半两（焙干），槟榔一钱半（研末），新鸡子一个（去壳）。

用法：共合一处，煎熟食之，宜嫩勿太焦，每日空心，早晚二次用之。

【审查意见】可备用，但效缓耳。

4. 眼翳第四方

治法：壁蜘蛛三个，新鸡子一个，打开一孔，将三蛛投入，搅匀糊口烧食，退厚翳。

【审查意见】存待试。

5. 眼翳第五方

主治：赤白翳膜，胬肉内障，疼痛不止。

组成：炉甘石五钱（童便浸，用铜器焙干研末），细辛五分（炒焦），芥穗、薄荷、晚蚕沙各一钱半（炒焦）。

用法：上药共合一处，用水二碗，煎至一碗，滤过加童便少许，再滚一二沸，澄清去沉渣，乘热先熏后洗，二三次即愈。

【审查意见】此方杀菌消炎有效，可用。

6. 眼翳第六方

主治：云翳目昏或灰皮遮睛。

组成：铅粉五钱，活水银五钱，白人言六钱，镜面朱砂四钱，火硝四两，胆矾少许，明雄五钱，硼砂五钱。

用法：共捣一处为细面，用好砂锅一个，上用瓷碗扣好，外用黄土泥封口，使干柴火升七炷香为止。可用点眼，但眼无灰皮者，不可用。

【审查意见】有腐蚀性，眼翳深厚者可试用。

7. 眼翳第七方

主治：年久云翳，迎风流泪。

组成：熊胆一钱，牛黄一钱，龙脑一钱，硼砂五钱，真珠粉一钱，炉甘石五钱，蕤仁霜一钱，麝香一分。

用法：共研极细末，每用少许，清水调点两眼角。

【审查意见】明目消炎，杀菌清热，惟年久者用之恐无效。

8. 拨云除障丸

组成：当归一两半，犀角五钱，炒枳实五钱，川楝子五钱，蝉蜕五钱，蛇蜕二钱，薄荷五钱，甘菊五钱，瓜蒌六钱，蒙花五钱，白蒺藜五钱，生地一两，木贼一两半，夜明沙一两，生石决明五钱。

用法：共研细末，蜜一斤为丸，每服三丸，木香汤送下。

【审查意见】此方活血散风明目退翳有效，但作丸用之，功效必缓。

9. 神仙碧霞丹

主治：内外诸障，冷泪流出。

组成：当归二钱，没药二钱，血竭五分，白丁香五分，硼砂五分，片脑五分，麝香五分，马牙硝五分，乳香五分，黄连五钱。

用法：共为细末，熬黄连膏和丸，铜绿一两为衣，如鸡头实大。每用新汲水半盏，盒内浸，每一丸，可洗四五日。

【审查意见】活血止痛，收涩消毒有效，热性眼炎症可用，惟治内外障，恐无力耳。

10. 眼翳第十方

主治：痘后目翳。

治法：谷精草一两，海蛤粉八钱，共研末，入猪肝内煮熟，捣为丸，绿豆大，每服一钱至三钱，开水送下。

【审查意见】谷精草明目除翳，海蛤粉滋阴消炎，痘后目翳亦由余毒未清，此方治之尚可。

11. 眼翳第十一方

主治：瘀肉满珠，云翳障目。

组成：桃仁泥二钱，枳实一钱半，连翘一钱半，元明粉一钱，白芷一钱，山楂肉一钱半。

用法：每晚服一剂，可连服十日。

【审查意见】此《慎柔五书》之方，有效可用。

12. 拨云汤

主治：两眼红疼云翳。

组成：生白芍三钱，胆草二钱，炒栀子钱半，炒蒺藜三钱，木贼钱半，蝉蜕一钱，蛇蜕七分，菊花三钱，黄连八分，青皮钱半，荆芥五分，柴胡五分，灯心一撮。

用法：水煎，空心服。

【审查意见】此系古方，有凉血、消炎、收涩之功，可用。

13. 眼翳第十三方

主治：眼目红赤，肿痛，翳障。

治法：冬至日取雄猪胆一枚，另用硼砂三钱，研极细末，纳入胆内盛满，不溢出为度。将胆囊口，用细麻绳扎紧，悬风前吹干，如胆囊外有霜出现，即行扫下。经过八十一日后，即将胆囊弃去，扫下之霜，和匀，秤足分两，如有一钱重，酌加冰片四分和匀，敷入眼角，日四五次，至七八次，用完一料即愈。

【审查意见】此系古方，有清热明目，止痛和血，消翳之功，热性眼痛，用之有效。

14. 眼翳第十四方

主治：风热障翳，目昏。

组成：当归八钱，地骨皮三钱，白蒺藜八钱，密蒙花三钱，白菊花五钱，木贼三钱，天花粉三钱，蔓荆子二钱，薄荷钱半，枳实三钱，蛇蜕钱半，蝉蜕三钱，黄连二钱，生草二钱，蜗牛壳五钱。

用法：上药将枳实炒过，共为细末，每服一钱，和以砂糖，临卧白水送服。

【审查意见】古方功专活血，明目，清凉，急性眼炎症可用。

15. 洗刀散

主治：眼赤痛，外障，云翳。

组成：防风一钱，麻黄五分，荆芥五分，川芎五分，蔓荆子四分，薄荷四分，生石膏一钱，滑石一钱，归尾一钱，赤芍八分，大黄五分，黄芩五分，连翘五分，元参五分，芒硝五分，菊花五分，栀子四分，木贼五分，蝉蜕五分，草决明五分，白蒺藜五分，甘草三分，桔梗五分。

用法：加清茶叶水煎数沸，分两次服。

【审查意见】风热眼痛可用，治云翳无效。

16. 眼翳第十六方

主治：眼目翳膜遮睛，赤肿疼痛，目昏隐涩多泪，内外障眼。

组成：草决明（炒）、甘菊花、蝉蜕、山栀子、谷精草、防风、黄芩、蔓荆子、木贼草、密蒙花、白蒺藜（炒去刺）、甘草各等分。

用法：上为末，每服二钱，用茶清调服，或用白水送服，食后及临卧时服。

【审查意见】有风热者可用。

（四）雀盲

1. 雀盲第一方

主治：目昏，雀盲，毒盲。

组成：草决明三钱，地肤子二钱，蛇蜕一钱，木贼草钱半，杭菊花三钱，白芍二钱。

用法：水煎，食后温服。

【审查意见】此方注重凉散，非治雀盲之正法，惟内有蕴热者可用。

2. 雀盲第二方

组成：石决明一钱，夜明砂一钱，猪肝一两，白羊肝一两。

用法：将二肝中间盛药，麻线扎定，用淘米泔水一碗，砂罐煮熟，临卧时服。

【审查意见】雀盲内服肝脏颇著功效，此方与清凉之药合用，当能奏效。

（五）目昏

1. 目昏方

主治：目昏，迎风流泪。

组成：木贼草、薄荷叶、黄连、硼砂各三钱。

用法：煎汤洗之。

【审查意见】此清凉剂，有热者可用。

（六）眼弦肿烂

1. 眼弦肿烂第一方

主治：烂弦风眼。

治法：青黛三钱，桑叶二钱，黄连一钱，浸热水中，约三十分钟取用，以脱脂棉蘸水洗眼，每日三五次。

【审查意见】清凉解毒有效，传染性眼弦肿烂者可用。

2. 眼弦肿烂第二方

治法：防风一钱，薄荷叶钱半，白菊花三钱，蒺藜钱半，生地三钱，川芎一钱，灯心为引，水煎，食后服。

【审查意见】感受风热者可用。

(七) 眼流冷泪

1. 眼流冷泪方

组成：菊花、密蒙花、石决明、白芍、甘草、木贼（去节）、白蒺藜（去刺）各等分。

用法：上药为末，每服二分，渐加至二钱止，茶调送下。

【审查意见】此眼科通行方，有祛风明目之效，可资应用。

(八) 目珠夜痛

1. 目珠夜痛方

组成：夏枯草二两（炒），香附二两（醋炒），炙甘草四钱，炒山栀四钱。

用法：共研末，每服钱半，清茶调下。

【审查意见】因气郁而致目珠夜痛者可用。

(九) 瞳仁扑倒①

1. 瞳仁扑倒方

组成：菊花四两，巴戟一两六钱，肉苁蓉（酒浸）一两，枸杞二两。

用法：共为细末，蜜丸桐子大。空心每服三十丸，盐汤送下。

【审查意见】此方有滋肾补肝、明目清心之功，肝肾亏损者可用。

---

① 瞳仁扑倒　即瞳仁反背，现在又称麻痹性斜视。

十一、救急门

（一）狂犬病

1. 狂犬病第一方

组成：明雄黄三钱，马前子十个（土炒去毛），生草三钱，灯草三钱，点铜铁（挫末炒灰）三钱（系锡铁类之高者非铜一类也）。

用法：水煎服，小儿减半。

【审查意见】古方，有解毒、行滞、散瘀之效，可用。

2. 疯犬散

主治：疯犬咬伤。

治法：葱胡子七个，大莞菜七苗，雄鸽粪七粒，黄酒煎服，盖被出汗，忌荤食品。

【审查意见】雄鸽粪气味腥臭，且有微毒，内服不妥，宜删去之。

3. 狂犬病第三方

主治：疯犬咬伤，治疗未愈，受惊复发者。

组成：大蜈蚣一条，生大黄一两，片炭三钱（即枪用火药，系硫黄木炭火硝制成），鲜枸杞根三两（即地骨皮带木杆者），斑蝥五个（去头尾翅足），生草一两。

用法：以上共为细末，水煎浓汤服之。

【审查意见】此方有解毒破滞之功，但非身体壮实者甚勿试用。

4. 狂犬第四方

组成：党参三钱，羌活三钱，独活三钱，前胡三钱，红柴胡三钱，枳壳二钱，桔梗二钱，云苓三钱，甘草三钱，羌芪二钱，生地榆一两，生姜三钱，紫竹根一大把。

用法：水煎服，三剂。

【审查意见】通行方，系人参败毒散加减，有发散之力，初起可用。

5. 狂犬病第五方

组成：党参三钱，川羌活三钱，南前胡三钱，川独活三钱，柴胡三钱，枳壳二钱，茯苓三钱，川芎二钱，桔梗二钱，甘草三钱，生姜三钱，生地榆一两，紫竹根一大握。

【审查意见】功同前方。竹根即连翘之别名。

6. 狂犬第六方

治法：斑蝥七个，香附七分，共为末，作一服，温水送下。如咬痛，吃猪肉汤一二口解之即止，避锣鼓声，七日即愈。

【审查意见】此方体虚之人禁用，服后如觉腹痛，急饮黄连水即可解之，不宜服用一切热物。吃猪肉汤似不如选用黄连水之为当也，再斑蝥有毒，须用法制者较妥。

7. 狂犬病第七方

治法：甘草、杏仁各等分，以口嚼烂敷之。

【审查意见】功专解毒可用。

（二）鸦片中毒

1. 鸦片中毒第一方

主治：解鸦片及砒信等毒。

组成：土茯苓一两，口防风五钱，生甘草五钱。

用法：水煎，温服后，多服热水取吐。

【审查意见】通行方，初中毒者，可备试用。中毒时间太久，则不适用。

2. 鸦片中毒第二方

治法：白菜煮水，山药蛋芽晒干研面，打在一处，服之吐出即愈（如无干面可用山药蛋煮水亦可）。

【审查意见】此障碍吸收剂，可资试用。

3. 鸦片中毒第三方

治法：芥子一味五钱，研末，与冷开水一碗，和匀，灌入取吐，吐之即愈。

【审查意见】通行单方，有催吐之功，可用。

4. 鸦片中毒第四方

治法：凡误吞鸦片膏者，用鸡子清十枚，调南砂三钱，研细搅匀，服之，即时所吞之烟化为无毒而愈，吐出更妙，不吐亦可。

【审查意见】有和缓毒质之功，可用。

（三）砒中毒

1. 砒中毒第一方

主治：救砒霜毒。

治法：无名异（即漆匠用以炼桐油收水气者），研末吞下即活。

【审查意见】存待试。

2. 砒中毒第二方

组成：威灵仙大者七钱干者一两，绿豆粉三钱，黑芝麻三钱。

用法：将威灵仙研烂，同下余二味入凉水二碗，搅匀先服一碗，次将鸡毛入喉中，即吐，次又服前药，又探又吐，三日愈。

【审查意见】此方之功，全在用鸡毛刺激咽喉，催其速吐，绿豆粉芝麻等品，虽有解毒之效，然各宜加至五钱为妥。

3. 砒中毒第三方

主治：砒霜、铅粉中毒。

组成：花蕊石三钱，甘草二两，百草霜二钱，绿豆粉面二两。

用法：共研细末，或温水或凉水灌下，即愈。

【审查意见】绿豆粉与甘草合用，有解毒之功，可治砒铅中毒。若花蕊石、百草霜二者功专止血，外用能止创伤出血，防止化脓，非解毒之品也，可去之。

（四）蛇咬伤

1. 蛇咬伤第一方

治法：耳垢、臭虫各等分，和匀敷患处。

【审查意见】可备试用。

2. 蛇咬第二方

组成：蜈蚣十条，全蝎十只，生大黄六钱。

用法：将蜈蚣全蝎炙灰，研细末，每用五分，以大黄煮汤服，于药末已进一点钟后，泻之不止，糯米汤服之即止。

【审查意见】有解毒之效，可用。

（五）蜈蚣咬伤

1. 蜈蚣咬伤方

治法：用水胶一两，乳香一两，水煎化匀，摊纸上，剪作小条，每用少许，水湿，贴之立止疼痛。

【审查意见】有消肿止痛之功，可用。

（六）竹木入肉

1. 竹木入肉方

主治：竹木入肉。

治法：用蓖麻子捣敷痛处，痛止即出；又一方，用马齿苋捣，赤砂糖调敷，亦甚效。

【审查意见】存待试。

（七）昆虫入耳

1. 昆虫入耳方

主治：白虫入耳（任何虫均能治）。

治法：人乳滴之即出。

【审查意见】存待试。

（八）麦芒入目

1. 麦芒入目方

治法：大麦半升，煎汁，洗之即出。

【审查意见】存待试。

（九）虚脱

1. 回阳救急汤

主治：一切亡阳之症。

组成：附子三钱，干姜二钱，桂楠钱半，炒吴萸一钱，高丽参三钱，焦术三钱，茯苓三钱，鹿茸一分（研末冲服），炙草一钱，川朴根一钱，大枣三枚（去核）。

用法：水煎服。

【审查意见】虚寒证有效。

2. 虚脱第二方

组成：人参一两，附子三钱，黄芪二两，熟地五钱，麦冬一两，北五味子二钱。

用法：水煎服。

【审查意见】本方以回阳救阴为急，对于由阴阳两虚者，可资应用。

3. 虚脱第三方

主治：漏汗不止。

组成：人参一两，麦冬一两，北五味三钱，黄芪一两，当归五钱，熟地一两，炒枣仁五钱，甘草一钱，浮小麦三钱。

用法：水煎服，一剂汗止，再剂气复，三剂气旺，四剂身健矣。

【审查意见】此方宜加山茱萸，则效较捷。

（十）不省人事

1. 救绝仙丹

主治：凡有邪祟，昏迷猝倒，不省人事，以及五绝。

组成：山羊血二钱，菖蒲二钱，红花一钱，人参三钱，皂角刺一钱，制半夏三钱，苏叶二钱，麝香一钱。

用法：上共为末，蜜丸，龙眼核大，以端午日修合好，每料约三十丸，每服一丸，开水送下。

【审查意见】通行方，有通窍豁痰之功。

2. 不省人事第二方

主治：痰晕。

治法：生姜汁一小盏，砂糖四两，和匀入盐少许，白汤温服。

【审查意见】本方以开痰为主，因痰致晕者可用。

（十一）骨鲠

1. 骨鲠方

治法：南硼砂一块，含化咽汁，脱然而失。

【审查意见】硼砂有软坚作用，以治骨梗有效。

（十二）汤火伤

1. 汤火伤第一方

主治：汤火烫伤。

治法：以斜瓜数条，置入缸内封口，俟瓜烂化尽为水，以之搽汤火伤，无不获效。

【审查意见】可资应用，但既腐烂，恐有化脓之滤，以用新鲜捣汁搽之为宜。

2. 汤火伤第二方

治法：当归一两，入四两麻油内，煎焦去渣。再入黄蜡一两，搅化，隔水拔火气，以布摊贴。

【审查意见】有润肤止痛之效。

3. 烧蛋油

治法：鸡蛋三至六个，兔毛蛋大者二至三团，无兔毛以人发代之或猪毛亦可，刺猬毛尤佳，唯破皮者，不免留有痕迹耳。又鸡蛋每回不过六个，多则不易压去其油也。先将蛋破去壳，放入锅内，弱火焙之，不断以匙混炒，炒焙如黑饼时，以匙压之，即出黑褐色之油，再三压榨取尽其油乃止。次将兔毛置于土器内，密闭烧黑存性，研为极细末，两者各别收存待用，或酌加蛤蜊粉亦佳，以蛋油调毛炭末涂敷患处。

【审查意见】此方功能清火毒，润皮肤，可用。

4. 汤火伤第四方

主治：火爆伤眼。

治法：三七叶捣汁，点入数次即愈，或用三七磨水滴入亦可。

【审查意见】通行方，可用。

5. 汤火伤第五方

治法：一孩被滚汤浇腹，因痛搔破皮，麻油搽上一次痛止，以地榆末干渗破处，次日肌生，未破者痊愈。

【审查意见】润肤凉血有效。

6. 汤火伤第六方

治法：凡汤泡火伤，无论轻重，急用童便灌之，以免火毒攻心，或用白砂糖热水调服，或蜂蜜调热水灌之均可。第一不可用冷水及井泥、沟泥等物，即使痛急难受，亦必忍住，倘误用冷水淋之，则热气内逼，轻则烂入筋骨，手足弯缩缠绵难愈，重则直攻人心，即难救矣。先用麻油敷之，再用糯米淘水去米取汁，加真麻油一茶盅，多加更妙，用筷子顺搅一二千下，可以挑起成丝，用毛笔蘸油搽上，立刻止痛，愈后并无疤痕。

【审查意见】通行方，可备用。

7. 汤火伤第七方

治法：石灰一块，水泼过性，去灰存水，以香油浓调，敷之效。

【审查意见】通行单方，可用。

8. 汤火伤第八方

治法：生石灰用凉水泡，使澄清。将清水取出，再加蛋清于清水内敷之。

【审查意见】消炎有效。

9. 汤火伤第九方

主治：汤火烧疮。

组成：当归六两，生地二两，乳香一钱，没药一钱，黄蜡一两，香油一斤。

用法：用油将诸药浸透，火上再滚数次，将渣捞去，入蜡熔化成膏。

【审查意见】活血，凉血，止痛有效，可用。

10. 汤火伤第十方

主治：烧疮发疼发红或起水泡。

组成：地骨皮三钱，蒲公英三钱，炉甘石二钱，梅片一钱。

用法：共为细末，香油调搽患处，七日愈。

【审查意见】此方可加乳香、没药，有生肌、镇痛、消炎之效，可备用。

11. 汤火伤第十一方

主治：烧疮。

组成：自归五钱，生地三钱，黄连三钱，川军五钱，乳香二钱，没药二钱，冰片二钱。

用法：以上各药，用香油炸过，去渣澄清，将黄蜡三钱，下在油内，熬成膏，搽患处。

【审查意见】消炎，镇痛，可资应用。但各药一经油炸，已将药力减少，不如将药共研细面，以猪油香油各半调匀，用时涂于伤处为佳。

（十三）跌打损伤

1. 跌打损伤第一方

主治：跌打损伤刀伤。

组成：冰片二分，乳没各三分（去油），辰砂二分，红花五分，麝香一分，雄黄三分，血竭钱半，儿茶五分，归尾三钱。

用法：共研细末，陈醋调敷患处。

【审查意见】此方有活血、行血、散瘀、生肌、镇痛之功，可用。

2. 跌打损伤第二方

主治：跌打损伤及金疮。

药名：宣桃草。

产地：湖北宜昌县东山寺附近多产之。

形态：茎高二尺余，叶似青蒿，四月间结实如酸枣大，晒干，石臼捣末备用。

性味：甘温。

效能：有止血之功，治一切跌打损伤及金疮。

用量及用法：内服，每服一钱，童便半杯冲之，不可多服，否则令人难受。（跌打）外涂，本品用童便和如泥，糊疮上（损伤），忌铁器。

【审查意见】查宣桃草，系湖北宜昌民间多用之品，功专止血，用于跌打及金疮甚效，惜药市鲜有售者，殊属憾事。

3. 跌打损伤第三方

主治：跌打损伤，瘀血疼痛，肿胀不消。

组成：骨碎补三钱，元胡索二钱，刘寄奴二钱，归尾二钱，赤芍钱半，乳没各钱半（制）。

用法：水煎，另兑黄酒童便各一杯服之。

【审查意见】活血，行瘀，止疼可用。

4. 跌打损伤第四方

主治：跌打损伤。

组成：真麝香六分，上冰片六分，轻粉四分，净樟脑三钱，真血竭二钱，儿茶一钱，制没药三钱，净乳香三钱。

用法：共研极细末，以密箩筛过听用。

【审查意见】此方虽能活血，镇痛，惟轻粉一味，殊属不当，宜去之。

5. 玉真散

主治：刀伤，跌伤，打伤及破脑伤风等症。

组成：白附子十二两，白芷一两，天麻一两，生南星一两，防风一两，羌活一两。

用法：上六味，切忌火炒，宜生用，研极细末，就伤处散上。倘重，须内服者，可用黄酒浸服二三钱，但附子南星须制过方可服，否则恐致麻倒。如受伤数日，伤口脓多者，用温茶避风洗净，再上此药，无脓者不必洗。

【审查意见】此系《医宗金鉴》玉真散原方，治破伤风诸症。如起初角弓反张者，每用三钱，以热童便调服亦妙。

6. 跌打损伤第六方

主治：妇人脚闪肿痛。

组成：归尾三钱，制乳没各二钱，白芥子一钱，生半夏钱半，肉桂子一钱，生川乌钱半。

用法：以上共为极细末，烧酒调敷，干湿得中，用布裹之。

【审查意见】活血，散瘀，止痛可用。

7. 跌打损伤第七方

主治：仆跌肿痛。

组成：朴硝三钱，麝香一分，水蛭一钱（炒）。

用法：研末，水调敷之。

【审查意见】功专散血，消肿，止痛，跌打肿痛可用。

8. 跌打损伤第八方

主治：全身打伤。

治法：大生蟹一个，如无大者，以二三小者代之亦可，捣烂去渣，用热酒冲服，极醉一夜。

【审查意见】存疑待试。

9. 跌打损伤第九方

主治：重物打伤青肿，疼痛。

治法：苏木煎汁，磨真降香搽患处。

【审查意见】苏木有行血止痛之功，降香能消肿止血，为跌打专剂，合而用之，定能获效。

10. 少林截血丹

主治：跌打仆伤，血流不止。

组成：天花粉五两，姜黄一两，赤芍药一两，白芷一两。

用法：上四味共为细末，清茶调敷伤口及四边，其血即止。如伤口内硬，被风毒所袭，加独活，酒调敷；又不消，再加紫荆末，调敷立愈。

【审查意见】此方有消肿、止痛、止血之功，可用。

11. 跌打损伤第十一方

主治：跌打损伤。

治法：每值秋季冬间，采野菊花连枝叶阴干。用时，每菊花一两，用童便、无灰好酒各一碗，同煎热服，虽已濒于死，一丝未绝，灌下立苏，如皮肉青肿不散，以葱白捣烂炒熟敷伤处，冷再易之即效。

【审查意见】有止血、消瘀之功，可用。

12. 跌打损伤第十二方

主治：跌伤血流不止。

治法：用葱白捣烂，敷患处即愈。

【审查意见】跌伤血流不止者，当敷以止血之剂，殊属合法，此方不切。

13. 跌打损伤第十三方

主治：跌伤青肿。

治法：用生豆腐切片贴之，数次即愈。

【审查意见】可资试用。

14. 跌打损伤第十四方

主治：跌打损伤。

组成：甘草三钱，荆芥三钱，麻黄三钱，车前子三钱。

用法：黄酒冲服。

【审查意见】发汗药，治跌打伤恐不切，暂付存疑，尚待研究。

15. 跌打损伤第十五方

主治：创伤。

组成：生白附子三两，生南星、生明天麻、羌活、防风、白芷各五钱。

用法：上研细末，敷患处。

【审查意见】除风，止痛，生肌可用。

16. 跌打损伤第十六方

主治：接指折，刀伤。

治法：真苏木为极细末，掺于断指间，固定，外用蚕茧包敷，缚坚固，数日即如故。

【审查意见】通行方，可备用。

（十四）创伤

1. 创伤第一方

主治：金疮出血不止。

治法：用鸡血藤捣涂疮口，或以石灰敷患处。

【审查意见】可资选用，但石灰须与生军炒过再用。

2. 创伤第二方

主治：金疮痛疼不止，流血如注，伤口不合。

组成：乌鸡骨炭（掷地有声者佳）、老松香（水提过者）各二两，血竭三钱，真降香三钱，老韭菜一斤（捣汁）。

用法：以上各药研末，与韭菜汁拌匀，阴干再拌，反复三四次，然后再研极细末，收贮。

【审查意见】止血，镇痛专剂，可用。

3. 创伤第三方

主治：刀伤。

组成：陈旧毡帽五片（烧灰存性），乳香三两四钱，没药四两，象皮四两，陈降香二两，陈松香八钱，生南星三两四钱，生半夏四两，地鳖虫一两半，海螵蛸一两半，血竭三两，五倍子九钱，赤石脂九钱，香白芷九钱，生白附子九钱，方儿茶九钱，母丁香九钱，炉甘石一两半，明天麻一两半，花龙骨四两，血余灰四钱。

用法：研如霜，敷伤处，以洁布扎紧。

【审查意见】有止血、收口、生肌、止痛之效，可用。

4. 刀尖搞风散

主治：刀刃破伤，血流不止。

组成：龙骨五钱（生），象皮五钱，老材香一两，寸白香一两（即黑松香），枯矾一两。

用法：共为细末，掺之即止。如不止，用扇搧之即止。如发溃，用黄连洗之即愈。

【审查意见】此方有止血、定痛之效，可用。

5. 金疮验方

主治：金疮出血不止。

组成：海螵蛸五钱，白龙骨五钱，五倍子一两，赤石脂一两，血竭三钱半，麝香少许。

用法：上药共为细末，以冷水洗净敷于伤处。

【审查意见】功专止痛，生肌，可用。

6. 回生第一仙丹

主治：跌伤、压伤、打伤、刀伤、铳伤、割喉、吊死、溺水死等症。

自然铜放瓦上，木炭火烧红，入好醋淬半刻取出，再烧再淬，连制九次，研末三钱。真乳香每两用灯草二钱五分同炒枯，与灯草同研细，吹去灯草用净末二钱，陈血竭二钱（飞净），真朱砂二钱（飞净），巴豆（去壳研，用纸包压数次去净油，用净末）二钱，真麝香三分，要当门子，以上各药研极细末，入小口瓷瓶用蜡封口，不可泄气。大人每用一分半，小儿七厘，酒冲服，牙关不开者，开口灌之必活，灌时多用水酒，使药下喉为要，活后宜避风调养，若伤后受冻而死，须放暖室中，最忌见火，如活后转心腹疼，此瘀血未尽，急将白糖三两，用热酒或滚水冲服自愈。

【审查意见】古方，有效。

（十五）骨折

1. 骨折第一方

主治：骨折肿痛。

组成：五灵脂、白及各一两，乳香、没药各三钱。

用法：共为末，热水同香油调涂患处。

【审查意见】有破瘀、行血、止痛之功，可用。

2. 骨断续补丹

主治：升高坠落，折伤筋骨，车马致伤，一切碎骨折伤，内服外敷确效。

组成：骨碎补一两（米沫拌蒸三次），续断四钱，木瓜五钱，炒杜仲四钱，乳香三钱，落得打二钱（醋炒），刘寄奴草三钱，旱莲草三钱，泽兰三钱，合欢花三钱。

敷法：共研细末，内服外敷。白萝卜三五片，家雀一个，除去头毛足，捣一处敷之。

内服法：用药三钱，加沉香三分，水煎白萝卜，加童便引冲服。下部伤者加牛膝引。

【审查意见】活血，止痛可用。

3. 骨折第三方

组成：半两钱（醋清），煅自然铜（醋清）、制滴乳、制没药、血竭、水蛭、归尾各等分。

用法：研细末，每服三分，用无灰酒冲服。

【审查意见】此方有散瘀和血、定痛续筋骨之效，可用。

4. 骨折第四方

治法：因多年酒缸底下之土鳖，不拘多少，焙干研末，五珠钱醋淬七次，为末，各等分，每服一分，好酒送下，取汗即效。

十二、杂集

（一）戒鸦片

1. 延年药酒

主治：新旧烟瘾。

组成：全当归三两，潞党参一两半，川牛膝一两半，川杜仲一两半，戒烟饼一两，原干酒十二两。

用法：用瓷瓶装好，塞住瓶口，入水锅内煮一时取出，出尽火毒。量瘾大小，用酒盅试服，用一盅药酒，兑一盅白酒，连服三星期，自然断绝。如觉精神不爽时，可再服三星期自愈。

【审查意见】此方虽然普通，最妙者服一盅药酒，兑一盅白酒，若久服者，则瘾自然易除。

2. 戒鸦片第二方

组成：川杜仲二钱（盐水炒），龙骨三钱（研），吧嗒杏仁二钱，广郁金三钱，牡蛎三钱（煅粉），金毛狗脊三钱，罂粟花三钱，鹤虱三钱，怀牛膝三钱，旋覆花一钱（绢包），甘草三钱，续断一钱，使君子三钱，老姜三钱，云苓三钱，大土皮一两，食盐一撮（炒）。

用法：上十七味煎成浓汁，每日在未发瘾之先，将开水烫热一大盅，视瘾之大小，酌服药汁多少。服一顿即断一顿烟，如不能止瘾，再服药汁，绝不可吸烟。服二三剂后，将大土皮渐次减去，减至无土皮，其药亦不可服矣。

【审查意见】此系强壮剂，戒烟可用。大土皮即生鸦片。

3. 百补矮瓜丸

组成：人参二两，鹿茸一两，旋覆花二两，大生地二两,天麦冬各三两,川贝母二两,白芍三两,云苓二两,宣木瓜二两,川杜仲三两,砂仁二两泥、山药二两半,茯苓二两,半夏二两,苦杏仁一两(泥),银花三两,沙苑二两,柴胡一两,雷丸一两半,生芪三两,使君子二两,罂粟花三两(壳),倭瓜三两(即南瓜)。

用法:瘾来时,腹疼者,加肉桂三钱,炙草一钱;咳嗽,加杏仁二钱,胡桃二钱;泻者,加茯苓三钱,炮姜二钱;腰痛者,加杜仲三钱;不思食,加砂仁二钱;气下坠,加党参三钱,炙芪二钱;肝气发,加当归三钱,姜炒香附二钱。将以上各药,共研细末,加入沉香八钱,麝香五钱,炼蜜作丸,如黄豆大,每用量瘾之大小,以三丸为起码,但瘾大者,亦可多服。

【审查意见】强壮专剂,戒烟可用,但方药复杂,颇感不便。

4. 戒鸦片第四方

治法:用未生毛之胎鼠一窝,尽将头割下,方勺内炼取脑油,再混入适量之大烟,不可使吸者知之,令彼吸食,此后嗅烟味儿恶心,见吸烟而远离,如此瘾断,永不再犯,多经试验,奇效如神。

【审查意见】存待试。

5. 戒鸦片第五方

治法:用南瓜之茎中空有汁,将茎头切去,倒置有清汁三四滴滴出,天雨时颇多,又以茎切汁贮备,于瘾前饮一匙或二匙,用开水炖温。饮汁次数,视瘾之大小及吸烟之次数,日吸三次者,瓜汁亦饮三次。

【审查意见】是否有效,尚待试用。

（二）种子

1. 种子第一方

组成：蛇床子三两（酒浸蒸炒），车前子二两（炒），韭菜子二两（炒），菟丝子二两，母丁香二两，紫梢花二两，大茴香二两（炒），马兰花二两（蒸浸），肉苁蓉二两，淫羊藿三两（羊烛炒），破故纸一两半（盐炒），牡丹皮二两，荜澄茄二两（微炒），川草薢、全当归各二两（酒浸），巴戟天二两（酒浸），干漆二两（炒尽烟妇人用），木通二两，大熟地三两，枸杞子三两（女人不用），白龙骨一两（半煅），远志肉一两（去心），真沉香七钱，灯心三钱，山萸肉一两（蒸炒），广木香五钱，桑螵蛸一两半（酒浸），全蝎二两（酒炒），大蜘蛛七个（焙干），云苓二两（去皮）。

用法：以上共研细末，日晚服三钱，大枣水冲服。服药一时，大泄，即饮凉水二口解之。

【审查意见】通行方，有强壮滋补之功，体虚弱者可用。

2. 种子第二方

组成：沉香三钱，大黄三钱，制半夏三钱，檀香三钱，枳实三钱，紫蔻仁五钱，炙甘草五钱。

用法：以上共研细面，炼蜜为丸，如桐子大，令男女各服一料，每日各服三十丸。男子服丸药时，先以荜茇、良姜少许，熬水为引；女人用荜茇少许为引，再服四制香附丸四料，按四季服十二两。

【审查意见】此暖胃散寒，行气导滞之剂，非直接种子之方，胃有寒滞者可用。

（三）漆中毒

1. 漆中毒方

主治：生漆疮。

治法：凡人闻漆气中毒，以致面目四肢浮肿生疮，痒不可耐，古方用杉木蟹壳煎洗，殊不甚验，惟用生韭菜捣汁搽之，不过一二日即愈，如无韭菜时，其根亦可用。

【审查意见】存待试。

(四) 杀除臭虫

1. 杀除臭虫方

主治：专杀臭虫、蚤虫等。

组成：除虫菊三两，百部根二两，旱烟叶一两，明雄黄五钱，干芹菜二两，牵牛叶二两。

用法：晒干研末，撒床褥上。

【审查意见】功专杀虫，可用。

(五) 乌须

1. 乌须方

主治：须髯苍白。

组成：熟地三两，生首乌三两，黑芝麻一两，万年青二片，桑叶二两，山药三两，白果三十个，桔梗三钱。

用法：共研细末，于早饭后每服一两，开水送服。

【审查意见】有滋补强壮之功，可用。但老年须白，属于生理之自然状态，虽用之亦难见效。

(六) 五窍出血

1. 五窍出血方

主治：五窍出血，流注不止。

治法：先将冷水当面噀几口，或用粗纸冷蜡浸透，搭在颐门，随用补血汤。炙黄芪三钱，当归三钱，沉香五分。

【审查意见】内有热者，宜加清热、活血药，如酒芩、山栀炭、丹皮、白芍、阿胶、侧柏叶、生地等。

(七) 秘授清宁丸

药品：绵纹大黄十斤，用布拭之，去毛，以米泔水浸半日，切片晒干，每斤入无灰黄酒半斤，浸三日取出晒大半干，用好陈酒浸更佳。

制法：第一次，用侧柏叶铺垫甑底、盖药上，将大黄蒸至一炷香久，取出晒干。每次蒸，俱另用侧柏叶盖垫，蒸过不用。第二次，用绿豆熬浓汁，将大黄拌透，蒸一炷香久，取出晒干，自后每次拌汁蒸晒，俱照前法。第三次，用大麦熬浓汁。凡绿豆、大麦、黑豆等，每大黄一斤，约用二三合，熬浓汁，拌透，蒸晒。第四次，用马豆熬浓汁。第五次，用槐叶熬浓汁。第六次，用桑叶熬浓汁。第七次，用桃叶熬浓汁。第八次，用鲜车前叶熬浓汁。第九次用厚朴熬浓汁。第十次，用陈皮熬浓汁。第十一次，用半夏熬浓汁。第十二次，用白术煎汁。第十三次，用香附煎汁。第十四次，用黄芩煎汁。以上诸药，每大黄一斤，各用一两，煎汁拌透，如前法蒸晒。第十五次，每大黄一斤，用无灰好酒一斤，拌透晒干，再蒸三炷香时，取出晒干，磨如细末，每药末一斤，用黄牛乳，如无，以炼过熟蜜二两代之，真童便、姜汁各二两，拌匀，用杵捣千余下，如天时燥烦，将炼过好白蜜渐加渐捣，使干湿得宜为佳。丸如桐子大，晒干盛贮瓷器中，盖好，勿使泄气。大人每服一钱，小儿五分，俱照后服法有效。

服法：

（甲）治内科症服法

头疼连眉棱骨者，浙贝一钱，灯心五分煎汤下；两太阳穴痛者，白芷一钱，煎汤下；头顶作痛者，杭菊花二钱，煎汤送下。

头脑虽痛，身不发热者，口中作渴，薄荷汤下（头部充血致痛，无恶寒者可用）。

头晕时作，灯心汤下（神经衰弱者不宜）。

眼痛异常，先用山栀、香附、甘菊花各一钱，红花、枳壳、陈皮各八分，甘草、赤芍各四两，葱头二根，水二碗，煎热服。次日服此丸，用菊花煎汤送下（风热眼痛可用）。

眼病日久，归身一钱，菊花二钱，煎汤下（久病体虚者不宜）。

眼痛有黑花者，龙眼肉七枚，煎汤送下（虚弱症忌用）。

鼻上生红疮，用桑白皮、灯心煎汤送下（瘀血红肿尚属可用）。

鼻孔生疮，枇杷叶三钱，煎汤送下（实热证可用）。

耳暴聋，灯心汤送下（充血发炎者可用，有外感者不宜）。

耳鸣，用淡盐汤送下（充血性而无外感者可用）。

口舌生疮，用竹叶、灯心汤送下（可用）。

口唇青肿，茯苓灯心汤下（可用）。

口唇生硬疮，生甘草煎汤下（可用）。

喉咙肿痛，薄荷叶、桔梗、甘草各一钱，煎汤下（可用）。

牙齿痛，生石膏三钱，桔梗一钱，煎汤下（胃火牙痛可用）。

老人牙齿常痛，用灯心汤下（蛀齿痛及神经外露之齿痛均不可用）。

单双乳蛾，牛膝煎汤下（表解者可用）。

嗽血，麦冬煎汤送下（不宜）。

吐血，红花一钱，煎汤入童便半杯下（胃有实热者可用）。

蓄血，红花、归尾各一钱，桃仁五分，郁金一钱，痛煎入童便半杯，无灰酒送下（可用）。

鼻血不止，灯心汤送下（无止血之力）。

左瘫右痪,秦艽二钱,生姜一片,煎汤下(无效)。

跌伤蓄血,苏木五钱,煎汤入童便好陈酒各半杯,每服五钱(能力强实者可用)。

溺血疼痛,麦冬汤下(实热证可用)。

溺血身体壮实,喜食鱼蟹者,灯心汤送下(存疑)。

溺血膀胱蓄血,早宜六味丸,晚服此丸,淡盐汤送下(非止血专药)。

溺血如鱼、如虾、如石,用牛膝一两,水二碗,煎服一碗(实证可用)。

大便粪前下血,赤小豆二钱,当归三钱,白芍二钱,侧柏叶二钱,煎汤下(有瘀热者可用)。

大便粪后下血,槐花一两,地榆一钱,炒煎汤下(同上)。

大便或纯血带紫色,地榆、白芍、生地汤送下(可用)。

大便纯血,当归汤送下(宜参上条引药)。

遗精,淡盐送下(内有湿热者可用,虚证不宜)

白浊,灯心汤送下(同上)。

淋症,灯心汤送下(同上)。

淋症兼痛者,海金沙三钱,煎汤滤清送下(实证可用)。

胸膈停痰火者,灯心同姜汁送下(非宽胸利痰之剂)。

胸中时痛时止,口中酸水,橘饼半个,煎汤下(胃中有积滞者可用)。

胃脘作痛,饮食减少,姜汤送下(同上)。

伤寒发热已解,解热未尽者,白汤送下(不宜)。

伤寒胸膈不宽,用陈香橼一个捣碎,二碗煎一碗,去渣,一宿服(表解而胃肠有积滞者可用)。

吐痰涎,姜汁冲汤送下(不宜)。

呕吐,煨姜冲汤送下(不宜)。

干呕，姜汤送下（不宜）。
伤风久嗽，姜汤送下（不切）。
伤风咳嗽，发汗咳嗽不止，姜汤下（不切）。
咳嗽吐黄痰者，姜汤下（不切）。
咳嗽吐白痰者，紫苏汤下（不宜）。
久嗽声哑，诃子麦冬汤下（不宜）。
久嗽有痰，陈酒或姜三五分酌用煎汤下（不宜）。
发热久不退者，柴胡汤下（不宜）。
烦渴思饮不休，灯心汤下（不切）。
痢疾初起，或纯白姜汤下（可用，姜汤宜改为山楂汤）。
赤白痢疾，姜皮灯心汤下（同上）。
久痢不止，炙甘草汤下（不宜）。
噤口痢，陈米汤下（不宜）。
湿痰流注，姜汤下（不宜）。
五脏停饮，姜汁汤下（不宜）。
胸膈饱满，姜汁冲汤下（须加宽胸利气之药）。
背心作痛，有停痰，用煨姜汤下（不宜）。
肥人忽昏沉如醉如痴，蹲地不起，以姜汤下（无效）。
伤酒，甘菊花煎服（有食积者可用）。
眼胞下忽如煤黑者，姜汁下（不切）。
水肿，麦冬、赤芍煎汤下（实证可用）。
噎膈，姜汤下，过四五十日不治者，用四物汤下（无效）。
中暑，姜皮灯心汤下（姜皮不宜，本方不切）。
中热，藿香汤下（不切）。
暑泻，藿香汤下（内有湿热停滞者可用）。
寒伏暑霍乱，姜汤下（不宜）。
暑伏寒霍乱，姜皮汤下（不切）。

哮喘，大腹皮汤下（不宜）。

盗汗，浮小麦煎汤下（不宜）。

自汗，浮小麦或圆眼汤下（同上）。

惊悸怔忡，石菖蒲汤下（同上）。

夜不能寐，炒酸枣仁汤下（同上）。

大便结燥，当归汤下（此症用之，甚为相宜）。

小便不通，灯心汤下（此症亦可用）。

癫狂，灯心汤下（无效）。

老年失眠，真广皮三钱，广木香五分，冲汤服（不宜）。

身作痒瘖似红晕，用菊花汤送下（实热证可用）。

口眼歪斜，狂言，用茯苓三钱，煎汤下（不宜）。

咳嗽吐痰，如脓血肺痛，用苡仁一钱，煎汤下（不宜）。

小肠痛，腹痛脐内出脓溲烧，灯心汤下（不可滥用）。

身疼力弱，用木通一钱，水二碗，煎一碗，每送下四分（不宜）。

黄疸，用茵陈三钱，煎汤送下（便溏者，不宜）。

臌胀，用大腹皮汤送下（宜酌加利水除胀之品）。

（乙）妇科症服法

骨蒸，熟地骨皮汤送下（不宜）。

潮热发汗，浮小麦姜汤下（不宜）。

胃脘作痛，良姜汤下（内有停滞者可用）。

嗳气不思食，灯心汤送下（同上）。

经水不调，四物汤送下，（瘀血凝滞，经来愆期者可用）。

行血经色紫，腹作痛，苏木三钱，煎汤入姜汁二匙服（可用）。

行经身痛，益母汤草送下（不宜）。

孕妇小便不通，灯心汤下（不宜）。

孕妇遍体发肿，大腹皮汤下（不宜）。

产后恶露腹痛，益母草或加苏木三钱，同煎（不切）。

产后小便不利，木通汤下（非实热证，不可用）。

产后目晕，四物汤下（不宜）。

产后便闭，肛门肿，当归三钱，红花一钱，同煎服（不宜）。

产后发热，四物汤加益母草服（不宜）。

产后呕吐不止，藿香汤下（不宜）。

乳汁不通，王不留行，煎汤下（不宜）。

（丙）儿科症服法

小儿初生啼声未出，将口中血块拭净，用甘草五钱，煎用药七厘，如末调灌下（可用）。

小儿吐乳，姜汤下（不宜）。

小儿中暑，藿香汤下（不宜）。

小儿胎黄，茵陈汤下（可酌用）。

小儿小便不通，灯心汤下（有热者可用）。

小儿大便干燥，蜜三匙汤下（可用）。

小儿暑泻，灯心汤下（酌用）。

小儿急惊风，钩藤一钱，薄荷一钱，煎汤下（可用，但效不著）。

小儿慢惊风，人参三分，钩藤一分，煎汤下（不宜）。

小儿大吼，薄荷、钩藤汤下（须审致吼之原因，不可妄用）。

小儿喘症、痫症，灯心汤下（不宜）。

小儿黄疸、舌肿，灯心汤下（不宜）。

小儿脾疳，用炙草、元参各一钱，煎汤下（随症加减）。

【审查意见】此方制法主治甚为繁杂，按通常习用，对于一切大便不通，内有停滞之实证，服下有效；惟于虚弱证，及其他杂病，务宜慎用。

（八）七精丸

主治：专治男妇五劳七伤。

组成：真秋石半斤，白茯苓、莲子肉、怀山药、小茴香、菟丝子、川椒（去目并闭口者炒去汁）各四两。

用法：为细末，酒糊为丸，如桐子大。每服五六十丸，酒下。

【审查意见】此方兴阳健胃，虚寒而不思食者宜之，但配秋石，似无法度。

（九）入圣丸

主治：种子兼治百病。

组成：沙苑蒺藜半斤，川续断（酒洗）、覆盆子（酒洗）、山萸肉、苏芡实、菟丝子、连须、枸杞各四两。

用法：为末，酒糊为丸，如梧子大，每服三钱。

（十）棉花子丸

主治：乌发暖肾，种子，阳虚人宜此药。

治法：棉花子十数斤，用滚水泡过，盛入蒲包，闷入一炷香时取出，晒裂口取仁，并去外皮，用净仁三斤压去油，用火酒三斤泡一夜，取起晒干（制法不明）。故纸一斤盐水泡一夜炒干，枸杞子一斤黄酒浸蒸晒干，菟丝子一斤酒炒，川杜仲一斤，去外粗皮，黄酒泡断一夜，晒干，炒断丝为末，蜜丸如桐子大，每服三钱。

【审查意见】棉花子是否可以入药内服，尚待研究试验，不能确定，原件所列主治，恐与药性不合。

（十一）坎离丸

主治：乌发黑发，壮健筋骨大有补益。

治法：黑豆不拘多少，桑葚汁浸透蒸熟，再浸，共五遍，磨末。红枣蒸熟去皮核，捣如泥，和黑豆末为丸或印成饼子，随便当果食吃，大有利益。

【审查意见】黑豆红枣，仅为食品中之滋养品，无如是之神效也。

跋

在对近代山西医学历史的深入研究中，笔者了解到民国期间山西政府曾经耗费巨资从民间收罗秘验良方，并委托近代颇有学术影响的中医改进研究会对征集到的验方逐一审核点评，以便用者按图索骥。同时，限于当时经济落后、医疗条件差的原因，随后刊行的《审查征集验方》验方以"廉、便、验"为收录原则。

2016年开始，编者多方搜集，从山西省内开始，远至上海、日本，方才搜集齐全该书的六集的多个版本，共10册。原书为繁体竖排，无句读，石印32开。从2017年始，请山西大学那钦·雄克尔、张万辉博士研究生，山西省卫生健康委季巍同志，太原市中医院张燕医师，山西中医药大学闫润红教授，牛晓丽、石星月等同学对原书进行翻译、断句等整理工作，三易其稿。山西中医药大学附属医院李廷荃教授、杨丽芳主任医师对本书的出版也提供了很大的帮助，在此一并感谢。特别是国医大师王世民、首届全国名中医王晞星、山西中医药大学刘星校长为本书欣然作序，令编者信心倍增。

承蒙学苑出版社陈辉社长独具眼光，和黄小龙责任编辑的精心编校，以及全体参编人员严谨、详实的工作，方使本书圆满付梓。原书中个别字词佚缺或模糊不清，参与校对者在微信群共同辨认、反复揣度、方有所悟，欣然之余，倍感其乐。

在"新冠肺炎"疫情影响的背景下，2019年5月，本书精装版《近代秘验方精编——审查征集验方》甫一出版，即得到各界热烈追捧，实属难能可贵。同时，基于该书的《近代山西民间验方数据库》获得国家版权局"软件著作权证"，相关的研究论文也被SCI收录。如今，学苑出版社继续出版简装本一套，可谓眼光独到，可喜可贺。这都反映出广大编者、读者对该书的充分认可，对传承发展中医药的充足信心。

刘洋
2020年6月